L'HOMŒOPATHIE

DANS LES FAITS

PAR

LE Cte HENRY DE BONNEVAL,

Licencié en Droit, Docteur en Médecine, etc.

Lorsqu'il s'agit d'un art sauveur de la vie, négliger d'apprendre est un crime.

HAHNEMANN.

Veniet tempus quo posteri tam aperta nos nescisse mirabuntur.

SÉNÈQUE.

Viendra le temps où nos descendants s'étonneront que des choses si évidentes nous aient été si longtemps inconnues.

Au profit d'une œuvre.

BORDEAUX,

IMPRIMERIE DE JUSTIN DUPUY ET COMP.,

RUE MARGAUX, 11.

1853

L'HOMŒOPATHIE

DANS LES FAITS,

PAR

LE Cte HENRY DE BONNEVAL,

Licencié en Droit, Docteur en Médecine, etc.

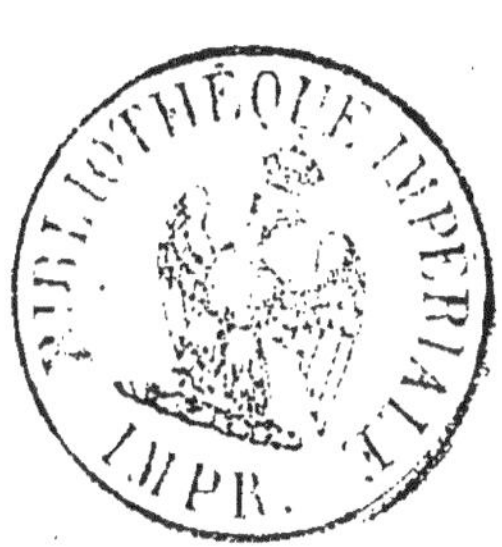

Lorsqu'il s'agit d'un art sauveur de la vie, négliger d'apprendre est un crime.

HAHNEMANN.

Veniet tempus quo posteri tam aperta nos nescisse mirabuntur.

SÉNÈQUE.

Viendra le temps où nos descendants s'étonneront que des choses si évidentes nous aient été si longtemps inconnues.

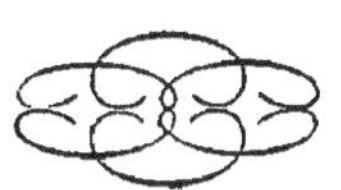

BORDEAUX,

IMPRIMERIE DE JUSTIN DUPUY ET COMP.,

RUE MARGAUX, 11.

1853

AVANT-PROPOS.

Aujourd'hui que l'homœopathie, malgré la conjuration du silence et du dédain; malgré les incroyables calomnies déversées sur ceux qui la pratiquent; malgré de coupables efforts unis et intéressés; aujourd'hui, dis-je, que l'homœopathie prend de larges et sérieux développements, il convient de PROUVER qu'elle justifie l'accueil qui lui est fait, et qu'elle le mérite. Le temps n'est plus loin où, partout acceptée, elle sera *forcément* partout pratiquée.

Nous n'avons pas besoin de le dire : ce travail s'adresse aux médecins comme au public; aux médecins, pour qui c'est un devoir sacré d'étudier les découvertes de la science; au public, qui lui, forcera les arriérés à reprendre la route de l'avenir.

Afin que nos intentions soient bien comprises, nous voulons protester de notre sincère admiration pour toutes les intelligences d'élite qui ont illustré l'art médical dans ses diverses branches. Nous apportons aussi notre tribut de vénération à tous ces martyrs, glorieux ou obscurs, de toutes les écoles, qui n'ont jamais reculé devant les plus grands dangers, soit dans l'intérêt de la science, soit dans celui de l'humanité; à ces hommes qui, dans les temps d'épidémie, bravent chaque jour la mort; car ils méritent aussi bien leur part de gloire que celui qui s'expose sur le champ de bataille. Quand l'illustre médecin de l'armée d'Égypte, Desgenettes, s'inoculait froidement, à Jaffa, le pus des pestiférés, en présence d'une armée victorieuse, mais sur le point de reculer devant le terrible fléau, cet homme, à coup sûr, pouvait marcher l'égal du plus courageux guerrier.

Nous pourrons attaquer les idées, mais en respectant les hommes, combattre les doctrines médicales tout en regardant l'art de guérir comme le plus utile et le premier des arts. Nous n'oublierons pas que, dans les temps primitifs, il était pratiqué, chez les Hébreux, par les lévites, par les héros, et même, dans les premiers temps de l'Égypte, par les Rois, que la reconnaissance des peuples mit au rang des dieux; plus tard, par les ministres des autels dans les Temples. Nous n'oublierons pas ces paroles de l'Ecclésiaste : *Honores medicum propter necessitatem, et enim illum creavit altissimus.... Altissimus creavit de terra medicamenta, et vir prudens non abhorrebit illa.*

Assurément, je n'ai pas la réputation de caresser les chimères du temps présent; mais si je ne crois pas au progrès moral, je crois fermement aux progrès de la science : eh bien! c'est au nom du progrès de la science que je convie à l'homœopathie et les médecins et le public.

Qu'on ne l'oublie pas, l'homœopathie ne veut pas être aveuglément crue; elle demande la défiance, elle la provoque. Elle se pose en défi au monde entier : qu'on descende vaillamment dans l'arène, qu'on l'attaque sérieusement! Il est bon qu'on essaie de renverser l'édifice, afin qu'il soit démontré qu'il résiste aux plus rudes assauts. Qu'on le sache bien, l'homœopathie ne reculera devant aucun sacrifice de temps, de travail, lorsqu'on voudra une discussion loyale, sérieuse; mais si ses adversaires se bornent à des critiques sans intérêt ou à des injures sans portée, elle détournera les yeux. Elle acceptera des expériences publiques comparatives quand et où l'on voudra; mais ce n'est pas humblement et timidement qu'elle entrera dans la lice : c'est fièrement, et visière levée, qu'elle posera les conditions de l'expérience, et ceux qui en voudront suivre les progrès accepteront ces conditions sans aucune restriction, car elle ne se laissera pas *piper*, comme dit Montaigne.

L'épreuve des faits lui convient d'autant mieux, que ce n'est point seulement une *théorie* qu'elle vous offre, mais un *fait. A la théorie, il y a toujours une objection à faire; mais* UN FAIT, *comment le nier? Eh bien!* ce ne sont que LES FAITS qui ont donné lieu à la théorie homœopathique. Ce n'est pas *à priori* que Hahnemann a découvert la loi des semblables, c'est dans l'expérience des siècles qu'il en a pris les exemples, c'est dans les essais qu'il a faits sur lui-même qu'il l'a vue confirmée.

Bien des fois, en nous-mêmes, nous nous sommes demandé pourquoi cette résistance de la vieille École. Pourquoi? Parce que toute vérité en ce monde doit subir son épreuve; parce que l'homœopathie a à lutter contre l'éducation médicale, contre des positions faites, contre des intérêts menacés, contre de nouvelles et sérieuses études à faire, contre le sarcasme de la routine, contre les anathèmes de l'habitude, contre la tyrannie des préjugés; parce que, en un mot, elle jette un pont entre deux mondes.

L'Académie a repoussé l'homœopathie, cela est vrai; mais ce serait presque une recommandation. Indépendamment des motifs plausibles que l'on pourrait invoquer en faveur de cette présomption, nous nous contenterons de citer des faits. La vaccine ne fut-elle pas regardée comme une folie, *de par l'Académie?* Le quinquina n'a-t-il pas été mis à l'index en France, *de par l'Académie,* alors que depuis longues années les heureux résultats en étaient signalés en Angleterre et en Allemagne? *De par l'Académie,* ne fut-il pas déclaré que Harvey, démontrant la circulation du sang, était un illuminé? Les découvertes de Copernic et de Galilée ne furent-elles pas taxées d'absurdes, *de par l'Académie?* Fulton ne fut-il pas regardé comme un intrigant? Salomon de Caus, et plus tard Denis Papin, révélant la puissance motrice de la vapeur, l'un ne fut-il pas regardé comme un fou? l'autre, après avoir passé sa vie dans l'exil, ne mourut-il pas presque dans la misère? M. Boutigny, d'Évreux, n'a-t-il pas fait voir qu'il

était facile de plonger la main nue dans un jet de métal en fusion, expériences mises par les savants au rang des fables, et cependant connues depuis des siècles par des ouvriers fondeurs? *L'Académie* n'a-t-elle pas nié la chute des aérolithes? La télégraphie électrique ne fut-elle pas traitée d'idée chimérique? *L'Académie* ne dénomma-t-elle pas le marquis de Jouffroy, l'inventeur des bateaux à vapeur, un *fou,* un *imposteur? L'Académie* ne déclara-t-elle pas l'éclairage au gaz une niaiserie? On ferait un volume de toutes les découvertes réelles qui ont été repoussées par les Académies! — Et, pour être juste, il faudrait imprimer toutes les inventions imaginaires qu'elles ont soutenues et appuyées. Nous dirons avec un homme d'esprit : « Les lumières pénè-
» trent tard dans les corps savants; ils sont presque tous comme
» les salles antiques où ils s'assemblent, où le grand jour n'ar-
» rive qu'à midi, et lorsque le pays est tout éclairé dès le ma-
» tin. »

Serait-ce donc qu'une loi fatale de notre organisation veut que les hommes, lorsqu'ils sont réunis en grand nombre, s'aveuglent réciproquement au lieu de s'éclairer? Si les savants tendent individuellement aux progrès de la science, leur action, lorsqu'ils sont réunis en corps, est presque toujours en opposition aux progrès scientifiques. Une sainte indignation les saisit contre les téméraires qui osent leur enseigner des choses qu'ils ne savaient pas.

La belle et précieuse découverte de Hahnemann subit la loi commune à toutes les découvertes. Pourquoi s'en plaindre? La ville de Leipsick l'avait chassé pendant sa vie; elle vient de lui élever une statue sur la place publique. Hahnemann a eu un tort, il est vrai, celui d'avoir étonné son siècle par l'ensemble si complet de ses découvertes, d'avoir franchi d'un seul bond du génie, d'avoir rempli d'une seule vie d'homme, l'espace, qu'à notre allure ordinaire, nous n'eussions peut-être parcouru que dans plusieurs siècles.

Mais l'heure de la justice arrive : l'homœopathie inspire un si vif intérêt, elle se montre si envahissante, qu'elle fait jeter les hauts cris.

Est-il un moment mieux choisi? Un affreux chaos règne en médecine. Au milieu de ce chaos, au milieu de ces ténèbres, elle apporte un flambeau; elle pose un principe, celui de *la loi des semblables*, base fixe qui est aujourd'hui ce qu'elle était hier, ce qu'elle a été de tous les temps, ce qu'elle sera éternellement. Elle met encore dans nos mains la *connaissance complète des médicaments, par les essais faits sur l'homme sain.* Noble mission du médecin, qui offre volontairement ses propres douleurs en échange des douleurs qu'il doit guérir. Donc, PRINCIPE et INSTRUMENT, elle anéantit tous les systèmes, et chacun se sent blessé dans ses croyances, dans ses intérêts; de là, la colère de tous. Avec sa doctrine, en effet, plus de théories divergentes, contradictoires, mais uniformité, fixité dans le *principe* comme dans l'*application*, loi thérapeutique certaine, SCIENCE en un mot; car tous les faits dont elle se compose se rattachent à une loi qui les explique tous.

La science est une belle chose! Elle passionne le cœur et l'intelligence de l'homme; elle vit de progrès, de découvertes. Voyez l'astronomie, la physique, la chimie, l'histoire naturelle! Toutes les sciences ont fait depuis certaines années, et de jour en jour, d'incontestables progrès. La médecine seule est restée stationnaire; car, il faut bien en convenir, s'il est vrai que l'anatomie pathologique ait éclairé le diagnostic de certaines affections; si nous pouvons, avec plus de certitude qu'autrefois, annoncer certains désordres de nos organes, avons-nous beaucoup avancé dans le traitement des maladies, dans la thérapeutique, dernier but, but essentiel de la doctrine médicale? Si l'on veut être sincère, on doit répondre négativement. Le malade qui souffre ne vous demande cependant qu'une chose : c'est de soulager ses souffrances. Soulager sûrement, promptement et agréablement, c'est là la prétention de l'homœopathie, prétention que tant de faits déjà justifient.

Cependant elle ne prétend pas au miracle. Elle sait que trop souvent encore elle sera muette devant la douleur; mais elle a la certitude de faire mieux que les Écoles rivales, de soulager et de guérir par des moyens à elles inconnus.

Elle n'est pas une tente dressée pour le repos. Elle ne rive point la science au piédestal sur lequel s'est élevée la statue de l'homme de génie. Elle a d'immenses progrès à faire, sans doute; elle n'a que quinze ans d'études en France, un peu plus en Allemagne, et elle est déjà fière de ses travaux, et ne craint point de regarder en face les vieilles erreurs de quatre mille ans. Elle ne se jette pas en étrangère au milieu de la science; *elle s'appuie sur le temps passé comme sur le temps présent;* elle revendique les travaux de tous les auteurs qui ont pris la nature pour guide; elle les porte plus haut que leurs propres défenseurs, les commente et les explique. Elle convie l'observation médicale de tous les temps et de tous les lieux, pour ajouter à ses découvertes dans la voie vaste et sûre qu'elle a tracée.

Qu'on ne se figure pas que la pratique de l'homœopathie soit chose facile, comme se plaisent à le répéter certaines personnes! Elle exige toutes les connaissances requises par les Facultés, tous les moyens de diagnostic dont on a doté la clinique, toutes les notions étiologiques, physiologiques, anatomo-pathologiques. Aucune doctrine médicale n'exige autant d'étude, de tact, d'attention, de patience, de sagacité. Pour peu qu'on l'ait essayée au pied du lit des malades, on sait quelles immenses difficultés présente l'application de sa théorie, si simple en apparence.

Qu'on se garde donc bien de la rendre responsable des fautes de l'inexpérience!

Répondons à quelques objections.

On dit que l'homœopathie est « la *négation* de la science. » Oui, de la fausse science, mais solide et inébranlable *affirmation* de la vraie! Nous venons de le dire, elle invoque l'appui de toutes les sciences; tous les progrès, elle s'en empare; mais, à toutes ces sciences, elle en ajoute une, et la plus importante de toutes, celle des *effets purs des médicaments.* Il n'a manqué à Hippocrate que la connaissance de l'action des médicaments sur l'organisme. S'il eût été inspiré de la pensée de Hahnemann, d'essayer sur lui-même l'action des médicaments, qui sait ce que serait la médecine aujourd'hui? Ce que je sais bien, c'est que nous ne verrions pas cette déplorable anarchie dans laquelle se perd l'allopathie, anarchie non moins fatale dans l'emploi des médicaments qu'à l'égard des principes de doctrine. L'homœopathie fait faire ainsi un pas immense à la médecine, et on ose l'appeler une négation du savoir médical!... Étrange aberration de l'intelligence!

En présence de cette ridicule boutade, nous ne craignons pas de le dire, un homœopathe qui a quelques années d'étude sérieuse, connaît mieux l'action des médicaments, dont l'ancienne École elle-même fait un fréquent usage, et trop souvent un monstrueux abus, que le plus savant et le plus habile praticien allopathe.

On peut se faire une idée de la puissance de la vérité par un fait tout récent. Un médecin, à qui certes l'esprit ne fait pas défaut, M. le docteur Jeannel, vient de publier à Bordeaux une brochure sur un sujet, j'en conviens, assez malheureusement choisi : *De la certitude médicale;* et c'est en termes violents qu'il a attaqué l'homœopathie. M. Saint-Rieul Dupouy a répondu avec talent, vigueur et sang-froid, langage qui convient à la vérité; il a donné place, dans cette réponse, à des extraits assez étendus du travail objet de sa critique; et, — chose non prévue, — ce n'est pas contre le critique que les partisans de l'École de M. Jeannel ont lancé le plus de traits!!

On dit que l'homœopathie « n'est qu'un météore. »

Voyons un peu.

Assurément, la vieille École n'a nulle plainte à faire; toutes les chances humaines ont été en sa faveur; on a tout fait pour elle et tout contre sa rivale, et cependant chaque jour elle baisse dans l'opinion et dans la confiance des familles. L'homœopathie, au contraire, repoussée par les Écoles et les Académies, forte de sa seule force, grandit avec une vigueur qui étonne et qui confond; chaque jour la milice de ses défenseurs se recrute d'hommes nouveaux et de déserteurs du camp ennemi; chaque jour elle fortifie sa doctrine par de longs et doctes travaux; et, comme me l'écrivait un homme distingué et influent (sa position le dit défenseur de l'école Académique), sa puissance expansive devient telle, qu'elle *défonce* les portes des hôpitaux.

Oui, son entrée sur ce grand théâtre ne saurait tarder, car l'opinion publique pèse puissamment en sa faveur. Et d'où lui vient cette puissance, sinon de la vérité de sa doctrine et des guérisons qu'elle opère? Elle n'est pas, en effet, le fruit d'une imagination plus ou moins séduisante; elle est l'explication, le principe des faits pratiques des médecins les plus célèbres de tous les siècles; elle est la véritable loi théorique et pratique de l'art de guérir.

Et ce n'est là qu'un météore!.... Le météore deviendra si lumineux, qu'il enveloppera de sa lumière, et ceux qui la cultivent par amour, et ceux qui la protègent par reconnaissance, et ceux qui la repoussent encore par passion.

On reproche à l'homœopathie de ne pas accepter la nosographie ancienne.

Elle s'est, en effet, élevée contre l'abus de la nomenclature; elle ne consent pas à parquer toutes les maladies de même espèce dans le même cercle; elle *individualise* chaque cas morbide : ainsi, elle ne dira pas une fièvre intermittente, une pneumonie, mais une espèce de fièvre intermittente, une espèce de pneumonie. En effet, la fièvre intermittente se présente avec des symptômes différents, tantôt avec les trois stades, frissons, chaleur, sueur et prédominance de l'un des trois stades, tantôt avec deux stades; le frisson existera avec altération vive ici, sans altération vive là, etc., etc. La pneumonie sera simple dans tous ses degrés, depuis le râle crépitant du début jusqu'à l'hépatisation, jusqu'à la suppuration : la pneumonie des nouveaux-nés, des vieillards; la pneumonie qui accompagne la rougeole, la pneumonie bilieuse, la pneumonie traumatique, etc., etc.; c'est qu'elle a reconnu que chaque nuance de symptômes demandait un médicament différent.

On répète et on colporte à satiété, contre l'homœopathie, une vieille et facétieuse objection, que nous n'avons garde de répéter; mais apprenons à ces hercules de la science que, pour préparer un remède homœopathique à la DÉCILLIONIÈME, il ne faut que cinq onces et demie de liquide, et un bras vigoureux pour la diluer. Étudiez donc, avant toute chose, l'homœopathie; et, afin de lui porter des coups mieux assurés, sachez quel ennemi vous avez à combattre. Disons, d'ailleurs, que ce n'est pas uniquement la dose d'un médicament *dynamisé* qui constitue l'homœopathie. La doctrine de Hahnemann pose en principe que la guérison d'une maladie par un médicament, ne peut être obtenue qu'autant qu'il y ait un rapport exact de similitude entre les symptômes du mal et les symptômes du remède. Or, trouver dans ce rapport la loi de guérison et fournir à la science, par l'expérimentation sur l'homme sain, le moyen d'appliquer toujours cette loi, voilà l'essence, le principe, la supériorité de l'homœopathie; et, après cela, rapetisser la doctrine hahnemannienne, appeler sur elle le ridicule que la masse peu intelligente déverse sur le globule, scientifiquement c'est une erreur, moralement c'est une mauvaise action.

Oui; le globule a une action, et une puissante action.

Rangeons-nous, comme moyen de transition, à ce que dit le docteur Espanet, trappiste. Ce qui effraie les médecins, dit-il, c'est la posologie (la dose). Eh bien! qu'on en adopte une un peu moins en contradiction avec les habitudes anciennes : on veut voir, pondérer, on le peut encore; mais qu'on accepte l'utilité des faibles doses exactement divisées, étendues et *dynamisées* par une longue trituration, ou dilution, avec un véhicule inerte. Eh bien! qu'on emploie les premières dilutions et les teintures mères; qu'on emploie les triturations : quelque condescendance est due aux esprits faibles ou prévenus; d'ailleurs, rien n'est fixé quant à la dose : l'échelle n'en est pas arrêtée. Qu'on se sente donc de trempe à attaquer de front l'homœopathie; elle n'est pas tout entière dans le globule : on s'en apercevra dans ce travail.

Un mot retentit à nos oreilles : on ose avancer que nous manquons de conviction, et la qualification de *charlatan* s'échappe de certaines lèvres. Oh! ici, nous nous relèverons de toute notre dignité d'homme; nous renvoyons le mot à ceux qui ont voulu le rendre insultant; mais il ne l'est que pour ceux qui l'ont prononcé, car il a pour origine l'intérêt blessé, l'ignorance ou la mauvaise foi.

L'action des doses homœopathiques ou dynamisées (nous ne disons pas seulement *diviser,* mais *dynamiser,* c'est-à-dire *développer une force*), est affirmée par plus de six mille médecins et par plus de dix fois six mille malades de tous les pays : les premiers ne mettent pas froidement en jeu, sur un globule, leur réputation, leur conscience; ils ont la prétention de n'être pas dépourvus de sens commun, et d'avoir autant de bonne foi que tel allopathe qu'on pourrait citer. Nous ne sommes pas plus crédules que nos adversaires; leurs doutes, leurs répugnances ont été les nôtres : nous avons vu, nous avons étudié, et nous nous sommes rendus à l'évidence.

Patients pionniers qui vont défrichant les forêts vierges d'un nouveau monde, le fécondant par leurs travaux, répandant le bienfait d'un principe qui a leur foi, si vous ne vous sentez pour leurs efforts quelque sympathie au cœur, sachez du moins les respecter; car la foi, dans ce siècle de doute, la foi, surtout chez les hommes de science, a droit au respect.

Qu'on nous permette un conseil à l'ancienne médecine. Vous voulez, lui disons-nous, étouffer l'homœopathie, et, dans l'ardeur de votre opposition, vous vous servez de tout contre elle; mais ravisez-vous, rappelez-vous que le plus sûr moyen de tuer une erreur, c'est de l'exposer au grand jour en la soumettant à l'épreuve des faits, tandis que rien ne fait germer une vérité comme la contrainte, et ne la fortifie comme la persécution.

La chose est si vraie en ce qui concerne l'homœopathie, qu'en l'absence de tout appui officiel, malgré l'union de *toutes les sectes médicales* contre elle, ses partisans sont plus nombreux que les partisans d'aucune d'elles, et qu'elle établit en tout lieu sa domination. Partout le public a pu se convaincre de l'unité de sa doctrine par l'accord de ses disciples sur tous les points cardinaux de la doctrine, et cette preuve de sa vérité est journellement corroborée, soit par le spectacle des divisions radicales qui éclatent dans les consultations médicales du camp allopathique, soit par des cures étonnantes ou ordinaires, soit par l'appui que lui prêtent tant d'hommes instruits et distingués.

Le public observe, peu soucieux des discussions et des théories de l'École quand la douleur le presse; il croit qui le soulage; il se souvient de qui l'a guéri.

Moi-même, si je me trouve lancé sur le terrain du fait pratique, c'est qu'il me semblait nécessaire de porter ma faible part à l'édifice de la science, comme le voyageur de l'ancien temps jetait en passant une simple pierre sur le *tumulus* qui s'élevait peu à peu au bord du chemin. Il me semblait nécessaire d'appuyer sur des preuves certaines ma profonde et indestructible conviction; et ici, qu'il me soit permis d'adresser mes remercîments à M. le professeur Bonnet : la lutte que j'ai soutenue contre lui, il y a quelques années, m'a conduit à ce résultat.

Depuis vingt-trois ans, je me livre à l'étude de l'homœopathie; depuis vingt-trois ans, j'en fais l'application, et depuis six ans surtout, sur une vaste échelle; depuis vingt-trois ans je lui dois la santé : je ne crois pas assurément vivre intellectuellement de chimères, ni pratiquement d'illusions. Donc, je réfléchis, je vois, je sens; cela me semble passablement être de la réalité. Je le répéterai donc bien haut : l'étude, le fait pratique sur autrui comme sur moi-même, n'ont fait que fortifier ma conviction dans la vérité de la doctrine de Hahnemann. Je n'ignore pas ce qui se dit autour de moi, le blâme des uns, les interprétations fausses des autres.... Et que m'importe? Je ne dois compte de mes actes qu'à ma conscience. Rendu à la vie privée depuis 1830, libre de mon temps, j'ai voulu le consacrer à l'humanité souffrante; mais, je le sens, la limite de mes forces est dépassée : j'ai hâte de toucher au but que je me suis imposé; le souvenir en restera. Ce but atteint, je reprendrai ma liberté, que je n'ai que momentanément engagée.

Je laisse tomber ces lignes de ma plume pour montrer ma complète indépendance, et pour accroître sur les esprits droits et animés de l'amour du bien, cette influence qu'exerce toujours une action qui n'a pour mobile que l'intérêt de l'humanité.

Qu'il me soit permis, avant de terminer cette introduction, de jeter une fleur sur la tombe de Hahnemann, de ce noble, vénérable et courageux vieillard, qu'il sera plus aisé à une imagination brillante, mais injuste et passionnée, d'habiller en magicien, que de combattre sérieusement sur le terrain médical (1).

Les persécutions qu'a éprouvées Hahnemann sont connues du monde entier, et ce n'est pas sans émotion qu'on entend ses premiers disciples faire le récit touchant de ce qu'ils eurent à souffrir. Il fallut une conviction bien profonde pour supporter patiemment tant de dégoûts; il fallait être animé d'une philanthropie bien pure pour ne pas perdre courage au milieu de tant d'entraves. Mais, comme la compression accroît la puissance de l'élasticité, de même les obstacles n'ont fait qu'échauffer davantage leur zèle.

---

(1) Il ressortira de notre travail une critique indirecte de celui de M. Costes, en attendant que la critique directe en soit faite. Mais qu'il nous soit permis de témoigner à notre ami, M. Charles Des Moulins, notre étonnement qu'il ne se soit pas chargé de ce soin : *science oblige*. Il y a devoir pour lui à rentrer dans la lice. Le premier en France, au sein d'une Académie, il aura été le défenseur de l'homœopathie, dans un excellent, mais incomplet travail sur les *forces vitales*.

Franz, Hornbourg et Stapf, sont les premiers parmi les disciples de Hahnemann; on peut dire à bon droit qu'ils ont été les apôtres et les martyrs de la nouvelle doctrine. Par de nombreuses expériences faites sur eux-mêmes avec des médicaments pris à hautes doses, ces âmes généreuses ont sacrifié leur santé à d'ingrats contemporains. Franz, Hornbourg, ont longtemps langui dans les souffrances d'un mal incurable; la conscience d'avoir rendu d'éminents services, est la seule récompense qu'ils aient recueilli de leur ardeur à soutenir la lutte. Hahnemann, comme ses disciples, tâtonnait alors. La découverte des doses triturées, *dynamisées*, n'était pas encore faite. On expérimente aujourd'hui sans danger.

Je ne saurais oublier les sept mois passés, en 1831, dans son intimité. Témoin de ses immenses labeurs, m'associant à ses expérimentations des médicaments sur l'homme sain en les expérimentant moi-même, j'ai pu apprécier avec quelle sagacité, quel ordre, quel esprit d'analyse, quelle scrupuleuse exactitude, il en enregistrait les effets.

J'y ai vu les sommités scientifiques de tous les pays venir rendre hommage à son noble caractère, le consoler des persécutions inouies tramées contre son génie, et arriver à lui comme au but de leur pèlerinage.

Dix ans n'ont pas encore passé sur sa tombe, et déjà sa doctrine est partout répandue. Notre âge marche vite, et les destinées s'accomplissent avec rapidité. Le jour de la justice et d'un triomphe complet n'est certainement pas éloigné pour l'homœopathie; et quand ce jour luira, — mais alors seulement, — les médecins cesseront de rendre témoignage de la justesse d'un axiôme de Rousseau : « *On aime mieux une mauvaise manière de savoir qu'une meilleure qu'il faudrait apprendre.* »

Le travail qu'on va lire a pour éléments principaux les résultats de patientes et laborieuses recherches. Nous n'avons d'autre prétention que d'être clair, à la portée de tout le monde, et de faire connaître l'homœopathie. Nous ne craindrons pas de profiter des travaux des homœopathes : nous nommerons MM. d'Amador, Perry, Deschamps.

Il se divisera en trois parties distinctes :

Dans la première, nous établirons par des chiffres la supériorité de la doctrine homœopathique sur toutes les doctrines rivales. Nous prouverons ensuite, par des faits, ses progrès dans toutes les parties du monde.

Dans la seconde, nous ferons une petite excursion sur le terrain allopathique; nous interrogerons les chefs des doctrines diverses, et, armés de leurs propres aveux, nous nous efforcerons de faire ressortir ce qui nous paraîtra vrai et en faveur de l'homœopathie. Nous ne critiquerons pas; ce seront les allopathes eux-mêmes qui se chargeront de ce soin.

Dans la troisième, nous dirons ce qu'est l'homœopathie; nous établirons ses principes.

Nous nous élèverons ensuite à quelques considérations générales.

Nous répondrons enfin aux objections qui nous seront faites.

L'HOMŒOPATHIE

DANS LES FAITS.

CHAPITRE PREMIER.

Statistiques comparatives entre l'homœopathie et l'allopathie.

La meilleure preuve que l'on puisse apporter en faveur d'une doctrine, est évidemment la narration de ses succès, ou, mieux encore, l'exposé général de ses résultats réduits en chiffres. Le chiffre, c'est l'exactitude, c'est l'expression claire de ce qui est; ce sera une preuve mathématique, et qui protestera hautement contre les imputations calomnieuses qu'on adresse à l'homœopathie.

Pour établir des preuves comparatives officielles, il nous a fallu appliquer nos recherches à la pneumonie (fluxion de poitrine) et au choléra.

PNEUMONIE.

TRAITEMENT ALLOPATHIQUE DE LA PNEUMONIE.

A Saint-Pétersbourg, il est mort, en 1834, sur 10,123 pneumoniques, 3,358 individus; en 1839, sur 16,015, 5,303. (*Médecine Aryos*, von Dr Hacker, 4 b d, 4 hft. 1842.)

En 1845, à Londres, où les maladies de poitrine sont très-communes, on a compté 404 décès, sur 1,133 pneumoniques, durant la première semaine de mai. (*Gazette Médicale belge*, 1845, v. xx, p. 94.)

Ph. Pinel perdit 11 sujets sur 23 pneumonies simples ou compliquées, observées à la Salpétrière, à Paris. (*Médecine Clinique*. Paris, 1802, p. 168.)

Bayle perdit à l'Hôtel-Dieu, durant septembre et octobre 1835, 2 malades pneumoniques sur 4. (*Revue Médicale*, 1846.)

Dans un relevé du service de M. Guénau de Mussy, on compte 38 morts sur 86 pneumoniques : plus d'un tiers.

A l'hôpital Cochin, sur 63 pneumoniques, il y eut 16 morts : 1 sur 4.

M. Cayol a perdu 6 pneumoniques sur 24 : un quart.

M. Alfred Becquerel raconte que, sur 46 pneumoniques, 40 sont morts dans un hôpital de Paris, du 1er avril au 16 octobre 1838. (*Smidt Jarbucher*, vol. XXIV, p. 325.)

D'après un résumé de 178 cas de pneumonie observés à la clinique de M. Bouillaud, et publié par M. Pelletan-Donné, ce médecin a perdu 21 malades, c'est-à-dire 1 sur 8 à 9; mais, dans 26 cas, la guérison fut extrêmement lente, et très-peu de malades purent quitter l'hôpital avant la quatrième ou même avant la sixième semaine.

M. Louis compte 26 décès sur 76 pneumoniques. (*Archives Médicales*, t. XVIII, p. 331.)

Broussais, en 1835, en son hôpital à Paris, traita 218 pneumoniques; il en mourut 137.

21 pneumoniques sur 52 succombèrent à l'hôpital Joseph, d'après le *Journal de la Société des Sciences Médicales de Lisbonne* (t. IX, cah. de juin.)

Sur 27 pneumonies traitées à l'hôpital civil et militaire de Genève, on compte 11 décès. (*Annales de Médecine belge et étrangère*, t. I, p. 194.)

Philip dit que le rapport de la mortalité dans les pneumonies, est, terme moyen, comme 1, 3. (*Laugen und kerz krank. Bern.* 1838, p. 310.)

La moitié des pneumoniques succomba à l'hôpital de la Charité de Berlin dans l'année 1837. (*Hygiène*, t. XVI, p. 200.) Sur 12 pneumoniques à la clinique de Heidelberg, 5 décès. (*Médecine am.*, 1835, V. I, p. 539.)

Buchner a vu succomber, dans une clinique, 3 pneumoniques sur 6. (*Hygiène bcd.*, t. V, 251.)

A Vienne, 8 pneumoniques succombèrent sur 12, en 1840. (*Hygiène Buchner.*)

Il résulte de 65 histoires de pneumonies publiées par M. Androl, qu'il perdit 37 malades. (*Clinique Médicale*, 2e édit., Brus. 1830, t. I, p. 217 à 396.)

Dans les pneumonies traitées par le célèbre Bréra, il est mort des sujets, saignés de deux à trois fois, 19 pour 100; des sujets saignés de trois à neuf fois, 22 pour 100; des sujets saignés plus de neuf fois, 68 pour 100; des sujets non saignés, 14 pour 100. (Chomel, *Lançette Française*, 31 août.)

M. Chomel perdit 13 pneumoniques sur 24. (*Leçons cliniques méd.*, p. 545.)

M. Gendrin compte 4 morts sur 25.

M. Guyard trouve que la mortalité des pneumoniques saignés, est de 60 pour 100. (P. 121.)

TRAITEMENT HOMOEOPATHIQUE DE LA PNEUMONIE.

A l'hôpital de la Charité, à Vienne, dans un service où tous les malades sont traités homœopathiquement, sur 25 pneumoniques, il en mourut 3. (*Hygiène*, bd. VIII, s. 301, 303.)

D'après le tableau statistique dressé par le docteur Fluschmann, médecin en chef de l'hôpital de Vienne, sur 300 pneumoniques, il en mourut 19. Durant le même espace de temps, il y eut 9 décès sur 224 pleurésies. (*Hygiène*, t. VIII, p. 301 à 308.)

En 1844, on reçut dans le même hôpital 45 pneumoniques; 44 guérirent.

Le docteur Steph. Homer, médecin de l'hôpital homœopathique de Gyongyos, en Hongrie, y traita 20 pneumoniques, dont aucun ne mourut. (*Archives*, t. XVIII.)

Le docteur Aless, à l'hôpital de Guns, en Hongrie, sur 32 pneumoniques, n'en perdit aucun.

A l'hôpital des Sœurs de Charité, à Lens, dirigé par les docteurs Reiss et Pleninger, en 1840 il entra 18 pneumonies, parmi lesquelles 11 franches, 1 avec péricardite, 2 avec hépatite, 4 avec endocardite. Tous les malades furent guéris. En 1844, il entra dans le même hôpital 20 pneumoniques, dont 2 atteints d'endocardite, et tous les malades sortirent guéris. (*Osct. zeit.*, 204, 117, 173.)

A l'hôpital homœopathique de Leipsick, sur 34 pneumoniques, 2 décès.

Idolshon n'a perdu aucun de ses pneumoniques. (*Hygiène*, t. V, p. 452.)

Marengeller, à l'Académie Joséphine (hôpital militaire de Vienne), et Hermann, à l'hôpital homœopathique de Saint-Pétersbourg (militaire infanterie), ont guéri tous les malades, au nombre de 72, et de 7 qui y furent admis PAR ORDRE DE L'EMPEREUR. Ces résultats sont constatés par les *médecins allopathes*, qui furent préposés à la surveillance de leurs procédés, et à la publication des résultats obtenus. (*Rosemberg*, s. 48.)

Les 5 pneumoniques et les 5 pleurétiques reçus à l'hôpital de Munich, sont sortis guéris. (*All. Zat.*, t. XXI, p. 89.)

Le docteur Bosch, de Bransbach, n'a perdu que 3 sur 10 de pneumoniques. (*Hygiène*, t. XX, p. 300.)

Mais Hoffer, médecin à l'hôpital des Sœurs de Charité, à

Vienne, a guéri 8 pleurétiques sur 9, et 14 pneumoniques sur 16. (*Hygiène*, d. Bijel, p. 8.)

Dans le même hôpital, le sieur Schmid a guéri 16 pleurésies sur 16, et 8 pneumonies sur 9. (*Op. sup. cit.*, p. 11.)

Dans le même hôpital, le docteur Fleichmann a guéri 129 pleurésies sur 134, et 56 pneumonies sur 26. (*Op. sup. cit.*, p. 15, 17, 30.)

Tableau synoptique de la pneumonie.

Maladies traitées sans saignées ni sangsues, par les méthodes de Brown et de Rasori.

Nombre de malades....... 290 Nombre de morts..... 45

MOYENNE : **15** POUR **100**.

Malades traités par les évacuations de sang.

Nombre des malades.. 28,218 Nombre des morts.. 8,468

MOYENNE : **30** POUR **100**.

Malades traités par l'homœopathie.

Nombre des malades.... 679 Nombre des morts.... 37

MOYENNE : **5** POUR **100**.

CHOLÉRA.

TRAITEMENTS ORDINAIRES OU ALLOPATHIQUES DU CHOLÉRA.

	Cholériq.	*Guéris.*	*Morts.*	
Russie. Jusqu'en 1831.	116,617	52,951	63,666.	Donc, 55 p. °/o. (Dr Hombard, *Notes hist.* 1832.)
Prusse. En 1831........	39,208	16,075	23,133.	Donc, 60 p. °/o. (Dr Hombard.)
Autriche (Vienne). En 1831..................	4,500	3,140	1,360.	Donc, 31 p. °/o. (Schweickerg Zeit. 1832.)
Hongrie. En 1831......	318,128	175,452	142,676.	Donc, 45 p. °/o. (Schweickerg Zeit. 1832.)
Pologne. En 1831......	2,569	1,107	1,462.	Donc, 56 p. °/o. (Dr Brière de Boismont.)
Hambourg. En 1831...	710	330	380.	Donc, 54 p. °/o. (Schweickerg)
Moravie. En 1832.......	151	96	55.	Donc, 36 p. °/o. (Dr Brière.)
Paris : hôpitaux. En 1831-1832............	10,275	4,990	5,285.	Donc, 50 p. °/o. (*Gazette médicale*. Paris, 1832.)
Diverses localités. En 1832-1835............	409,255	184,691	224,564.	Donc, 72 p. °/o. (*Bull. Thér.*, 1835. Rosemberg, 1843.)
	901,413	438,832	462,581	

Ainsi, sur 901,413 cholériques, l'allopathie en a perdu 462,581,

soit 51 1/2 p. °/o.

TRAITEMENTS HOMOEOPATHIQUES DU CHOLÉRA.

	Cholériq.	*Guéris.*	*Morts.*	
Russie. Sept. 1831.....	109	86	23.	Donc, 21 p. °/o. (*Arch.* 1832.)
Prusse. Sept. 1831.....	31	25	6.	Donc, 19 p. °/o. (*Arch.*, 12e v.)
Autriche (Vienne). Septembre 1831..........	581	532	49.	Donc, 8 p. °/o. (Lichtenfelds.)
Hongrie. Sept. 1831..	223	215	8.	Donc, 3 1/2 p. °/o. (*Archives*, 11e v.
Gallicie	27	26	1.	Donc, 3 1/2 p. °/o.
Moravie..................	581	522	59.	Donc, 10 p. °/o. (Gœrstelzeit.)
Diverses localités.......	14,884	13,582	1,302.	Donc, 8 1/2 p. °/o. (Rosemberg. Leipsick, 1843.)
	16,436	14,988	1,448	

L'homœopathie, sur 16,436 cholériques, en a perdu 1,448,

soit 8 1/2 p. °/o.

L'allopathie a donc perdu environ SIX FOIS ET DEMI autant que l'homœopathie. Ce résultat serait immense si les chiffres de l'un et l'autre tableau ne différaient pas autant entre eux. Peut-être, dira-t-on, que l'avantage obtenu par l'homœopathie ne se serait pas maintenu, au moins dans des proportions aussi avantageuses; cela se pourrait; nous savons qu'en statistique les résultats varient selon les chiffres sur lesquels on opère.

La différence entre 8 1/2 p. °/₀ et 51 1/2 est telle, que nous pouvons laisser à chacun toute liberté de faire varier les résultats, en étendant le champ de l'observation, sans jamais craindre pour l'homœopathie qu'elle perde sa supériorité sur l'allopathie.

Venons-en à des rapprochements plus récents.

Voyons ce que sont les statistiques de l'hôpital homœopathique de Paris (salle Sainte-Marguerite, service de M. Tessier), comparés aux statistiques des autres hôpitaux pendant les années 1849, 1851 et 1852.

Mais, auparavant, disons bien haut que, depuis trois ans, des observations de pratique homœopathique se font publiquement, et se poursuivent avec succès à l'hôpital Sainte-Marguerite; que plus de trente médecins les ont constatées, et qu'elles ont été dirigées en dehors de l'influence de M. Tessier, par les internes du service, qui ont apporté à cette œuvre leur loyauté indépendante de jeunes gens, et leur généreux dévouement à la vérité. Ces observations ont donc un caractère inattaquable d'authenticité. Racontons avant de poser les chiffres.

Lorsque cette expérience commença, elle se fit aux applaudissements de tout le monde : les adversaires de la méthode espéraient que les expériences seraient défavorables, et ils comptaient, pour appuyer leur répulsion, sur l'autorité de l'expérimentateur; les partisans comptaient sur l'indépendance et la loyauté du médecin observateur, sur son autorité pour affirmer la vérité, et sur la bonté de leur cause; les indifférents s'attendaient à une expérience sérieuse et complète, et espéraient enfin connaître la vérité.

Quand on apprit que les expériences réussissaient, qu'elles semblaient devoir être favorables à la méthode nouvelle, une hostilité formidable et haineuse s'éleva, et s'adressa à l'autorité pour faire cesser les essais. L'autorité s'émut de cette dénonciation. Le Ministre et l'administration des hôpitaux *firent une enquête, et constatèrent que la mortalité était moins grande dans le service de M. Tessier que dans les autres*, ET L'ENGAGÈRENT A POURSUIVRE LE COURS DE SES ÉTUDES COMME UTILES A L'HUMANITÉ, et les observations et la pratique homœopathique se continuent publiquement dans un hôpital de Paris.

Les résultats obtenus à l'hôpital Sainte-Marguerite, à Paris, et officiellement établis, ont été les suivants :

40 malades atteints de pneumonie ont été traités par l'homœopathie; il y a eu 3 morts.

20 malades atteints du choléra ont été traités par l'homœopathie; il y a eu 7 morts.

Il est curieux de faire le rapprochement entre les résultats obtenus dans le service de M. Tessier, traitant homœopathiquement, et ceux obtenus dans les services des autres praticiens des hôpitaux de Paris.

Pneumonie.

M. Louis trouve, sur 106 malades atteints de pneumonie, 32 morts, soit 1 sur 3 ou 4.

M. Chomel trouve une mortalité, à l'âge de quarante ans, de 1 sur 4 ou 5.

M. Grisolles compte 6 morts sur 44 malades, soit 1 sur 7.

M. Tessier constate, selon la méthode homœopathique, 3 morts sur 40 malades, soit 1 sur 13 ou 14.

Choléra.

M. Tessier, suivant la méthode homœopathique, constate une mortalité de 48 à 49 sur 100.

Dans les autres services du même hôpital, on trouve une mortalité de *un dixième de plus*, soit 58 à 59 sur 100.

A la vue des résultats officiels des traitements homœopathiques, il y eut de l'émoi parmi les médecins. M. Valleix, l'adversaire de M. Tessier, écrasé par les faits livrés au public par l'administration des hôpitaux, voulut répondre, ce qu'il fit dans un journal de médecine. Qui peut empêcher un homme de dire qu'en plein soleil il fait nuit? Pour l'édification du public, nous dirons que le journal qui avait inséré l'attaque, refusa d'insérer la réponse, qui n'était que la statistique des chiffres comparatifs des guérisons obtenues dans les salles traitées homœopathiquement.

Ce refus décida M. Tessier à imprimer son livre, qui, celui-là, ne sera pas réfuté, et amena M. Timbard, un des internes rapporteurs, à publier sa piquante et incisive brochure. On doit donc savoir gré au journaliste de son refus d'insérer la réponse de M. Tessier, puisque nous lui devons son livre.

Honneur à M. Tessier d'avoir eu le courage de soutenir la vérité, et de n'avoir pas reculé devant les inimitiés qu'il a soulevées! Il trouve dans sa conscience une juste récompense : et n'est-ce pas la plus noble que l'honnête homme puisse ambitionner?

L'administration des hospices a plus fait encore : elle vient de publier officiellement les STATISTIQUES GÉNÉRALES de l'hôpital Sainte-Marguerite. Dans cet hôpital, MM. Valleix et Marotte ont 99 lits; ils y traitent suivant la méthode ordinaire. M. Tessier a 100 lits; il traite suivant la méthode homœopathique.

Ici les deux doctrines sont en présence; les termes de comparaison sont plus faciles : les faits doivent avoir une signification irréfragable. Eh bien! les résultats sont hautement en faveur de l'homœopathie. — Qu'on en juge :

Pendant les années 1849, 1850, 1851, il y a eu, dans le service de la *médecine ordinaire*, 411 décès sur 3,724 entrants, soit 11 3/100es, soit 113 pour 1,000.

Pendant les années 1849, 1850, 1851, il y a eu, dans le service de *l'homœopathie*, 399 décès sur 4,663 entrants, soit 8 55 pour 100., soit 85 pour 1,000.

Ces résultats sont officiels; il serait inutile d'y rien ajouter; le fait est brutal. Les faits parlent seuls, et assez clairement, pour que le public puisse juger en toute connaissance de cause.

Aux succès obtenus par l'homœopathie sur ce grand théâtre, pas de dénégations possibles; ce sont des faits, et ces faits, l'administration des hôpitaux de Paris a eu, la première, le privilége de les compter; et les ayant comptés, elle a rendu témoignage en faveur de l'homœopathie. Avant elle, cependant, l'administration de l'hôpital de Thoissey, où tous les malades sont traités homœopathiquement, avait eu cet honneur.

Si toutes les administrations de province avaient été aussi justes, ou au moins aussi impartiales, nous compterions aujourd'hui, et depuis longtemps, plus de deux services publics; mais les administrations, hélas! tiennent un peu des académies.

A Marseille, cependant, il y a un hôpital homœopathique, celui de Notre-Dame-de-Refuge; il a onze ans d'existence.

Pendant les huit premières années, le service médical de ce grand abri des misères humaines a été confié à l'allopathie, et ces huit années ont donné une mortalité en moyenne de 6 p. 100.

Depuis deux années, ce service est confié à l'homœopathie uniquement, et la mortalité n'a été que de 2 p. 100.

En d'autres termes, depuis que l'homœopathie a prévalu, la mortalité a diminué dans la proportion d'environ des deux tiers : l'homœopathie n'a que 7 décès là où l'allopathie en eût compté 19.

M. le docteur Chargé, qu'environne l'estime publique, a été mis à la tête de cet établissement.

Ajoutons que quatre internes, dont **TROIS LAURÉATS PREMIER PRIX** de l'École pratique, témoins des résultats obtenus par l'homœopathie, en ont arboré le drapeau.

Il ne sera pas inutile de montrer, à cette occasion, à quelles préoccupations, à quelle hostilité coupable s'abandonnent les hommes revêtus du caractère sacré de juge, quand ils se laissent entraîner par la prévention. Nous donnons la parole au fait.

Le concours du Bureau central venait de s'ouvrir; quatre homœopathes se présentèrent : les épreuves allaient commencer, quand ils apprirent qu'un des juges avait publiquement déclaré « que tous les médecins connus pour s'occuper des réformes » d'Hahnemann, seraient impitoyablement refusés; que parmi » eux il en était deux (on cita les noms) qui pourraient se dis- » penser de concourir, quel que fût d'ailleurs leur mérite incon- » testé. »

Devant cette déclaration, les deux jeunes médecins nommés jugèrent qu'il était inutile de concourir, et adressèrent à l'administration leur démission motivée. Mais l'autorité administrative refusa de l'accepter, déclarant qu'elle ne voulait pas entrer dans les cabales de parti, qu'elle ne prêterait jamais la main à un déni de justice semblable à celui qu'on annonçait, et qu'il était probable que le juge qui avait ainsi manifesté son opinion se retirerait du jury. N'était-ce pas, en effet, un devoir de délicatesse pour un juge prévenu de se retirer du jury? Cela ne fut pas compris...... Le concours eut lieu, et les homœopathes furent éliminés en masse, malgré les épreuves solides et brillantes de quelques-uns.

Est-il un plus injuste abus de la puissance? L'homœopathie est fière à bon droit de susciter une pareille violence, une pareille animosité. Si elle était si peu à craindre qu'on affecte de le dire, se montrerait-on aussi injuste, aussi violent contre elle? Mais non, on a raison de la craindre : elle est patiente, parce qu'elle est forte; elle redoute peu l'obstacle, elle sait qu'elle triomphera.

CHAPITRE II.

Conquêtes de l'homœopathie en Europe et en Amérique.

Jetons un coup-d'œil rapide sur les conquêtes faites par l'homœopathie en Europe et en Amérique.

ROYAUME DE PRUSSE. — *Arrêté ministériel du* 16 *août* 1841, qui accorde une première somme pour l'érection d'un hôpital homœopathique, et une seconde pour son entretien, à la condition : 1° que le traitement sera exclusivement homœopathique ; 2° que le médecin, nommé par le gouvernement, fera publiquement des leçons de cliniques homœopathiques, auxquelles les étudiants de l'Université seront admis, sous les mêmes conditions qu'aux autres hôpitaux.

Extrait de la lettre autographe de S. M. le Roi de Prusse, au docteur MARENZELLER, *de Vienne, médecin en chef de l'armée autrichienne.*

« Monsieur,

« Je vous suis très-obligé de la recommandation que vous m'avez faite, par votre lettre, d'accorder ma protection à la médecine homœopathique ; une telle recommandation faite par un homme qui, comme vous, a pratiqué cette doctrine pendant presque un âge d'homme, est d'un grand intérêt : j'accorderai à cette doctrine médicale tout l'appui nécessaire à son libre développement. »

» Postdam, 3 janvier 1842. »

Le docteur Œgidi, homœopathe, a été nommé médecin ordinaire de S. A. R. le prince de Prusse.

ROYAUME DE SAXE. — Les deux Chambres, dans leurs sessions de 1839 et 1840, ont alloué diverses sommes, sur les caisses de l'État, pour l'entretien de l'hôpital clinique homœopathique de Leipsick.

Le prince Henri de Saxe a nommé le docteur Schwartze, homœopathe, son médecin ordinaire. Confirmation de cette nomination par le Roi, en 1841.

Le Sénat de Leipsick, par son arrêté du 10 septembre 1832, autorise l'érection d'un hôpital homœopathique dans la ville.

DUCHÉ D'ANHALT. — Arrêté du 10 août 1839, qui nomme Hahnemann conseiller privé.

Lettre écrite à Hahnemann.

« Je suis heureux...... Par la découverte et la fondation de la médecine homœopathique, répandue actuellement déjà dans toutes les parties du monde, vous avez rendu un si grand service à l'humanité, que je me réunis volontiers à vos admirateurs. Comme chef de l'État, je me sens, en outre, doublement obligé de vous exprimer ma plus vive reconnaissance pour les biens si grands que moi et mon pays avons retirés de votre pratique médicale. Veuillez recevoir ce souvenir ci-joint comme preuve de ma souveraine satisfaction et de l'estime de vos services. »

DUCHÉ DE SAXE-MEININGEN. — « Prenant en considération les progrès continuels de l'homœopathie, et ne voulant pas qu'une doctrine basée sur la science et l'expérience, et exercée par des médecins en titre, soit gênée dans son développement, arrêtons, etc., etc. »

En 1840, nomination du docteur Stapf, homœopathe, médecin de S. A.

GRAND DUCHÉ DE WEIMAR. — *Manifeste.* — Charles-Frédéric,

par la grâce de Dieu, etc., etc. Il accorde aux médecins homœopathes d'exercer librement l'homœopathie, et modifie les lois en faveur de l'homœopathie.

Duché de Baden. — La deuxième chambre des États a voté, à l'unanimité, dans la session de 1838, une adresse au gouvernement pour qu'il établît une chaire d'homœopathie dans chaque université, et qu'aucun candidat ne fût autorisé à exercer la médecine, s'il n'avait donné des preuves d'études homœopathiques. Même vote renouvelé en 1840.

Duché de Brunswick. — S. M. a nommé le docteur Muhlenbein, homœopathe, son conseiller privé.

25 mars 1842. Rescrit du ministre d'État, qui arrête que lorsqu'un médecin se proposera de pratiquer l'homœopathie, il subira son examen *d'exerceat*, et un médecin homœopathe sera adjoint aux examinateurs.

Royaume de Wurtemberg. — 1829. Ordre qui défend de pratiquer l'homœopathie dans les hôpitaux publics.

1831. Révocation de cette défense, après avoir entendu le Collége Royal suprême de Stuttgard, et application de l'homœopathie dans les hôpitaux publics.

Bavière. — 1833. Adresse des deux Chambres en faveur de l'homœopathie.

1837. Proposition aux Chambres d'une allocation au budget, pour l'entretien de l'hôpital homœopathique.

1843. Dans la trentième séance de la Chambre haute, sur la proposition d'un membre, que le gouvernement royal devait accorder le plus grand appui à la médecine homœopathique, la proposition fut votée, amendée, en ce sens que *le gouvernement accorderait à l'homœopathie un appui égal à celui qui a été accordé jusqu'à présent à l'allopathie.*

Dans la deuxième Chambre, sur cette proposition, son président, le comte de Seinsheim, rapporta que, sur les cholériques traités allopathiquement à Munich : à l'hôpital d'essai, sur 42, il en est mort 40; à l'hôpital général, sur 320, il en est mort 149; dans la ville, sur 1,808, il en est mort 893; à l'hôpital militaire, sur 129, il en est mort 52, pendant que sous le traitement homœopathique du professeur Reubell, sur 30, il n'y eut pas de morts; sous celui du docteur Widemann, sur 90, il en est mort 2, et dans l'hôpital homœopathique, sur 8, il n'y eut pas de mort; à Vienne, sur 430, il en est mort 23. La Chambre a adopté la proposition de la Chambre haute.

Royaume des Deux-Siciles. — 1842, 12 juillet. Décret du Roi, qui accorde à la Société homœopathique tous les droits appartenant aux sociétés savantes.

1844, 25 mars. Décret qui ordonne l'impression des statuts de l'Académie homœopathique.

Espagne. — Ordre royal qui établit une chaire homœopathique et autorise la formation de la Société homœopathique.

Autriche. — 1819. Arrêté de la haute Chancellerie, qui interdit l'application de l'homœopathie.

1828. Révocation de cet arrêté, et arrêté impérial qui ordonne l'expérimentation de l'homœopathie dans l'hôpital militaire.

Aujourd'hui, c'est le pays où l'homœopathie est le plus généralement appliquée; tous les médecins et chirurgiens de l'armée sont homœopathes, à de très-rares exceptions près.

Hongrie. — En septembre 1844, *les deux Chambres des États de Hongrie* accueillirent, presque à l'unanimité, d'après *les instructions expresses insérées dans les cahiers des délégués des comités de la Diète,* la demande de l'établissement d'une chaire et d'un hôpital homœopathiques dans la capitale de la Hongrie; le

9 octobre, le vœu fut envoyé à S. M. l'Empereur, et le 24 du même mois parut le rescrit impérial qui fondait l'hôpital homœopathique, et établissait une Chaire d'homœopathie.

RUSSIE. — 1838. Ordre de l'Empereur au docteur Hermann, d'ériger un hôpital militaire homœopathique à Tultschin, en Podolie; il lui donne le rang de général d'état-major.

1833. *Ukase du Sénat.* — S. M. l'Empereur, sur la proposition du Ministre de l'intérieur, et d'après l'avis du conseil d'État, par son décret du 28 (8) septembre, a ordonné ce qui suit :

1° Que le traitement par la méthode homœopathique est permis aux médecins qui ont un droit légal de pratiquer la médecine ;

2° Qu'il sera établi des tableaux mensuels par le physicat et le conseil de médecine dans les capitales, et par les autorités médicales dans les districts des gouvernements, sur les traitements homœopathiques et sur leurs suites, pour pouvoir en publier des extraits dans le journal du ministère ;

3° Que les physicats et le conseil médical, et les magistrats médicaux du gouvernement, devant requérir des médecins homœopathes, lorsqu'il s'agira de porter une décision sur une affaire homœopathique.

ROYAUME DE SARDAIGNE. — Sa Majesté Charles-Albert a protégé l'homœopathie contre les persécutions du proto-médical. Sa Majesté a ordonné qu'on respectât la liberté scientifique des homœopathes. (1839 ; voir la patente royale en faveur de l'homœopathie.)

ÉTATS-UNIS. — *Plus de la moitié* des médecins pratiquent l'homœopathie; plusieurs hôpitaux homœopathiques ont été créés.

A *Washington*, en 1848, l'état de Pensylvanie a adopté une loi, votée par la Chambre des Représentants et par le Sénat, qui institue un Collége de médecine homœopathique, avec les mêmes droits et prérogatives que les anciens Colléges de médecine, et fondé l'Académie de Médecine homoeopathique du nord de l'Amérique.

A *Philadelphie*, on élève en ce moment un magnifique bâtiment, qui portera le nom de Collége de Médecine homœopathique. Les amphithéâtres y seront annexés. Trente-un candidats viennent d'y être admis au doctorat ces jours-ci.

Au Brésil, l'homœopathie, apportée en 1840, a pris un développement complet. La mortalité dans la capitale a diminué d'un quart, et celle de la race nègre chez les Planteurs, de moitié, depuis que l'homœopathie y est partout pratiquée. Une école homœopathique y a été ouverte en 1844 et autorisée le 25 mars 1846; elle confère les certificats d'étude. Là, les principes sont enseignés dans toute leur rigueur théorique.

A *Maranaho*, l'hôpital de la Miséricorde est tout entier soumis au traitement homœopathique. L'hôpital de la Charité est aussi exclusivement soumis au traitement homœopathique.

Angleterre. — L'enseignement méthodique de la doctrine homœopathique est fondé à Londres depuis plusieurs années. Le docteur Epps professe la matière médicale, le docteur Dudgeon les principes théoriques et pratiques, le docteur Henriques la clinique chirurgicale, le docteur Curie la clinique médicale. Un grand nombre d'hôpitaux sont consacrés à l'homœopathie.

Ces heureux résultats des efforts des médecins anglais doivent exciter notre sympathie et éveiller notre émulation.

Dans l'Inde, l'homœopathie progresse : un hôpital homœopathique vient d'y être fondé.

Comment se fait-il que la France ne soit pas à la tête de ce mouvement scientifique qui entraîne tous les esprits vers l'homœopathie? Pourquoi? C'est que l'enseignement officiel s'est posé contre cette doctrine en obstacle insurmontable; mais pour quiconque observe attentivement les faits, il est évident que la question de l'enseignement est abordée, et qu'elle ne peut tarder de se produire au grand jour, sous diverses formes, et par une initiative multiple.

Déjà, nous l'avons vu, elle est publiquement pratiquée en plein hôpital, à Thoissey, à Paris, en dépit de tous les efforts tentés pour l'empêcher : calomnies, cabales, dénonciations; vains efforts! elle est pratiquée, et prouve publiquement sa supériorité.

Mais d'autres symptômes apparaissent encore. Voyons si l'homœopathie ne compte pas déjà quelques voix amies parmi ceux que leur position semblerait placer dans les rangs de ses ennemis.

CHAPITRE III.

Conquêtes de l'homœopathie dans le camp ennemi et dans les hautes régions du pouvoir et de la science.

Nous continuons notre exposition; plus tard, nous consacrerons un article spécial en réponse aux objections qui nous sont faites. Nous verrons si ces objections sont même sérieuses, et si l'homœopathie n'en triomphera pas facilement; nous ferons comprendre que, pour réfuter une doctrine, il faut l'avoir étudiée à fond. Nous tenons pour le moment à justifier que le reproche de nous poser en *prophète* n'est nullement fondé, et que nous n'avons fait que constater les faits.

On va en juger. Saisir des aveux favorables à l'homœopathie dans les paroles et les écrits de ses adversaires les plus haut placés, c'est assurément le plus puissant témoignage qu'elle puisse invoquer!

M. Andral dit : « Sans préjuger la question soulevée (par l'ho-
» mœopathie), sur la propriété des agents curatifs de détermi-
» ner, dans l'organisme, les maladies qu'en allopathie on se pro-
» pose de combattre par eux, nous croyons que c'est là une vue
» qu'appuient quelques faits incontestables, et qui, à cause des
» conséquences immenses qui peuvent en résulter, mérite au
» moins l'attention des observateurs. Que l'on répète ces expé-
» riences (celles de Hahnemann), il est vraisemblable que l'on
» verra surgir quelques autres faits aussi authentiques. Qu'un

» esprit vigoureux médite ces faits : *qui sait les conséquences qui » en pourraient jaillir ?* »

Le célèbre Bréra : « Quoique l'homœopathie soit décriée par » les uns comme bizarre, par les autres comme inutile, et que » beaucoup la trouvent absurde, on ne peut cependant mécon- » naître qu'aujourd'hui elle tient son rang dans le monde savant. » Elle a ses livres, ses journaux, ses chaires, ses hôpitaux, ses » cliniques, ses professeurs et son public. Bon gré, mal gré, ses » ennemis doivent l'accueillir, car sa position actuelle le com- » mande. Elle mérite un examen impartial. »

M. Isidor Bourdon, de l'Académie de Médecine, après avoir analysé les doctrines de Hahnemann : « Ne peut-on pas, dit-il, » conclure que Hahnemann, que l'on considère comme mécon- » naissant les principes de l'art, n'a au contraire rien avancé qui » ne puisse parfaitement s'adapter aux fondements éternels de la » médecine hippocratique ? »

Le vénérable et savant Huffilend appelle l'homœopathie *la seule médecine directe.*

Dans une thèse soutenue à Paris sur l'homœopathie, M. Marchal félicita le candidat sur le choix de son sujet. (La thèse était : *Comparer les effets du mercure sur l'homme sain avec ceux que produit la syphilis.*) Il ajouta qu'il faisait des vœux pour que d'autres candidats fournissent à la Faculté l'occasion de discuter ces questions si importantes pour la thérapeutique ; car, s'empressa-t-il de le reconnaître, *on ne trouve rien de satisfaisant sous ce rapport dans l'enseignement officiel ; tout ce que nous savons sur l'action des médicaments,* NOUS LE DEVONS AUX TRAVAUX DES HOMOEOPATHES ; *dans ceux des médecins que vous me permettrez d'appeler légitimes, depuis Hippocrate jusqu'à nos jours,* ON NE TROUVE ABSOLUMENT RIEN.

M. Marchal cita un fait dont il avait été le témoin, et où le quinquina *amena la mort* du malade EN AGISSANT PAR LA LOI DES

SEMBLABLES. L'auditoire fut vivement impressionné de la chaleur avec laquelle le professeur défendit les travaux des homœopathes.

Dans une seconde thèse sur la loi des semblables, M. le professeur Trousseau rendit hommage à l'homœopathie et à ses travaux.

On lit dans le *Formulaire Magistral* de 1845, par M. Bouchardat, à l'article *Médecine substitutive ou homœopathique :*

« La médication substitutive, dont *on commence maintenant à* » *reconnaître l'importance,* est appelée A DOMINER la thérapeuti- » que des affections chroniques. Je suis loin de vouloir défendre, » d'une manière absolue, le principe sur lequel elle s'appuie, etc. »

Il a peur de voir dominer la vérité.

Apprenons, en passant, à nos adversaires, comment souvent la vérité les frappe. Le PROFESSEUR DE PHARMACOLOGIE Zlatarowich raconte ainsi sa conversion doctrinale à l'homœopathie :

« Je traitais du *mercure* et des effets physiologiques de cette » substance, lorsque tout-à-coup je m'aperçois que je fais la des- » cription à-peu-près exacte de la v..... Cette idée me traverse » l'esprit comme un éclair, me frappe et m'interdit, au point que » je suis forcé de plier mes notes et de terminer brusquement la » leçon, à la grande stupéfaction de mon auditoire.

» Rentré chez moi, je fais renvoyer tout visiteur, pour ne pas » être distrait, et, dans un état de vive agitation, je me mets à » réfléchir à la découverte importante que je venais de faire. Je » ne connaissais l'homœopathie qu'imparfaitement, et j'avais con- » tre elle les préventions communément partagées par ses adver- » saires. Cependant, son principe des semblables me vint natu- » rellement à l'esprit, et je cherchai avidement dans cette doc- » trine l'explication et la vérification générale de la particularité » qui m'avait si vivement frappé dans les effets du *mercure*. Je

» vérifiai, pour toutes les substances médicamenteuses, la réa-
» lité de cette merveilleuse loi des semblables, loi thérapeutique
» générale et fondement de l'art de guérir. J'ai adopté, depuis
» lors, sans restriction, l'homœopathie. »

Combien sont rares les gens qu'un rayon de vérité scientifique frappe si vivement, et qui ne se reposent pas avant d'avoir adopté dans son ensemble la doctrine que cette lumière leur révèle!!

Le docteur Pidaux et le professeur Trousseau s'expriment ainsi : « Lorsque Hahnemann émit le principe thérapeutique
» *similia similibus curantur,* il prouva son dire en l'appuyant
» sur des faits empruntés à la pratique des médecins les plus
» éclairés. De toute évidence, les phlegmasies locales guérissent
» souvent par l'application directe des irritants, qui causent une
» inflammation analogue, inflammation thérapeutique qui se subs-
» titue à l'inflammation primitive. »

Ils disent ailleurs : « L'expérience a prouvé qu'une MULTITUDE
» DE MALADIES sont guéries par des agents thérapeutiques qui
» semblent agir dans le même sens que la cause du mal auquel
» on les oppose. »

Qu'on remarque bien que l'on appelle la doctrine homœopathique, médecine *substitutive;* le même nom lui a été donné dans le *Codex.* On pourrait multiplier les citations; mais c'est assez.

On voit donc que l'homœopathie est la préoccupation constante du corps professoral des écoles françaises et étrangères. Voyons si elle n'entre pas aussi au sein des académies.

A l'Académie Royale de Médecine en Belgique, une attaque maladroite et inconsidérée contre l'homœopathie a fourni à cette dernière l'occasion d'acquérir le droit, qui lui avait été refusé jusqu'alors, de se faire entendre. MM. Varlez, Carlier et Dugniolle ont prononcé des paroles sévères en réponse à cette outrecuidante attaque, qui ne demandait rien moins que l'interdiction de la méthode de Hahnemann. La lutte a été vive ; les deux doctrines se sont posées en face l'une de l'autre. Il s'agissait de statistiques du choléra : les allopathes avaient perdu de 61 à 65 p. 100, et les homœopathes seulement de 25 à 28 p. 100. « *Savez-vous*, s'est écrié le turbulent allopathe, *pourquoi l'homœopathie guérit le choléra ? C'est que cette maladie guérit toute seule.* » — « Eh ! lui a répondu M. Varlez, si le choléra guérit » si bien par les seuls efforts de la nature, pourquoi l'allopathie » a-t-elle été si malheureuse *de perdre plus du double de malades* » *par* 100 *que les homœopathes ?* » L'argument était sans réplique.

« On s'étonnera, dit la *Gazette Médicale de Paris,* en rendant » compte de cette discussion, de nous voir prendre au sérieux un » ordre d'idées (l'homœopathie) tant bafoué en France dans les » sociétés savantes ; mais nous sommes d'avis qu'une *croyance* » *quelconque qui* SE RÉPAND DANS TOUTES LES PARTIES DU MONDE » SAVANT, *attirant à elle un certain nombre d'hommes distingués,* » mérite toujours d'être examinée. »

Dans une séance publique postérieure, une discussion nouvelle s'éleva au sujet de certaine tumeur guérie par l'homœopathie, alors que l'ancienne médecine avait échoué. M. Varlez, à cette occasion, raconta que le maréchal Radetzki avait vu se développer, à l'angle interne de l'œil droit, une tumeur fongueuse et bleuâtre, qui résista à tous les moyens prescrits par les plus illustres praticiens de Milan, réunis en consultation ; l'Empereur lui envoya son propre oculiste, le professeur Jœger, qui déclara le mal incurable. Le professeur Flarer fut du même avis. Alors le maréchal s'adressa à l'homœopathie, qui, en quatre mois, le guérit complètement. M. Varlez a voulu tenir le fait du maréchal lui-même, et il en a reçu la lettre suivante :

« Vérone, ce 13 décembre 1849.

« Monsieur,

» C'est avec plaisir et reconnaissance que je déclare que c'est à M. Hartung, médecin homœopathe, que je suis redevable de la guérison d'un mal ophtalmique fort sérieux, et que, me trouvant déjà abandonné par d'autres médecins, c'est à cet art que je dois la vue, sinon la vie.

» Les détails sur le cours de la maladie et du traitement se trouvent dans la *Gazette universelle homœopathique* de l'année 1841.

» Recevez, etc.

» *Signé* RADETZKI. »

A côté de la lettre d'un maréchal autrichien, plaçons une lettre d'un maréchal de France, écrite à une date plus récente.

Tout le monde sait que le maréchal de Saint-Arnaud, ministre de la guerre, était parti de Paris, ces temps derniers, atteint d'une maladie regardée comme incurable par les sommités médicales de Paris. Arrivé à Marseille, la maladie acquérait chaque jour un degré plus grave d'intensité : sa fin prochaine était partout annoncée. On s'adressa à l'homœopathie, et la nouvelle doctrine est heureuse de compter une guérison de plus. Nous avons écrit au maréchal : nous lui avons demandé de nous affirmer le fait, et nous avouerons avoir profité de l'occasion d'invoquer son puissant appui en faveur de l'homœopathie. Nous avons reçu de lui la réponse suivante, entièrement autographe :

« Paris, 5 mai 1853.

» Monsieur le comte,

» Vous me faites l'honneur de me demander s'il est vrai qu'atteint dernièrement d'une maladie grave, j'ai dû ma guérison à *l'homœopathie;* en répondant à cette question, je suis heureux d'acquitter ma dette de reconnaissance, et de rendre hommage à la vérité.

» Depuis quinze ans, les fatigues de la guerre et l'influence du climat africain avaient jeté dans ma santé un désordre que mon entrée aux affaires a porté bientôt à son comble. En passant à Marseille pour me rendre à Hyères, j'ai consulté M. le docteur Chargé, médecin homœopathe, dont le savoir et l'amitié m'inspiraient depuis longtemps une égale confiance. J'avais, je l'avoue, la persuasion que mon mal était sans remède ; mais heureusement j'ai trouvé dans le docteur Chargé ce qui fortifie le cœur, ce qui ranime la vie ; les soins qu'il m'a donné ont fait rapidement disparaître tous les accidents, et ramené ma santé à un état normal, que chaque jour voit se raffermir sans aucune réaction.

» Vous m'exprimez, Monsieur le comte, le désir de voir ouvrir à l'homœopathie un établissement où elle puisse enseigner et appliquer officiellement sa doctrine. Il ne m'appartient pas de traiter ici cette grave et délicate question ; mais j'ai le ferme espoir que la vérité, ce besoin si pressant de tous les esprits sérieux, ne tardera pas à se faire jour. Mon témoignage énergique et sincère ne fera pas défaut à l'homœopathie : je lui dois trop pour ne pas appeler de mes vœux tout ce qui peut en étendre la connaissance et en populariser les bienfaits.

» Recevez, Monsieur le comte, l'assurance de ma considération très-distinguée.

» *Signé* Maréchal A. DE SAINT-ARNAUD. »

Citons aussi une seconde lettre du maréchal :

« Paris, 18 mai 1853.

A Monsieur J. SAINT-RIEUL DUPOUY.

» Monsieur,

» Il est très-vrai que je dois à *l'homœopathie* le retour complet à la santé, après avoir vu ma vie très-sérieusement compromise par une maladie dont les premières atteintes remontaient à quinze ans.

» Cette guérison est assurément un des faits les plus marquants et les plus incontestables que la doctrine homœopathique puisse revendiquer. — La reconnaissance et la justice me font un devoir de le proclamer.

» Déjà, Monsieur, un de vos honorables compatriotes, M. le comte de Bonneval, m'a demandé, comme vous, s'il était vrai que j'eusse été guéri par la doctrine à laquelle il voue depuis longtemps aussi les plus consciencieuses sympathies ; — il m'exprimait en même temps le désir de voir l'enseignement homœopathique entrer librement dans des voies officielles qui lui sont jusqu'à présent fermées. — C'est un point sur lequel je forme assurément les mêmes vœux que vous et M. le comte de Bonneval ; mais, comme ministre, je n'ai pas d'initiative à prendre.

» Ce n'est pas une raison, Monsieur, pour que mes convictions restent stériles et inactives. — L'Empereur, en appelant à Paris le médecin éminent et l'excellent ami qui m'a sauvé la vie à Marseille, M. le docteur Chargé, a prouvé par là que, si *l'homœopathie* lui paraît être une source de bien-être pour la santé publique, il ne permettra pas que d'étroites rivalités en paralysent le développement.

» Recevez, Monsieur, l'assurance de ma considération distinguée.

» *Signé* Maréchal A. DE SAINT-ARNAUD. »

Le docteur Munaret, *allopathe,* a adressé au président de l'Académie de Médecine de Paris la lettre suivante. Cette lettre a son importance : elle servira de transition entre l'homœopathie et l'allopathie.

« Je connais les granules préparées par M. Pelletier; je les prescris ou je les administre à mes malades. Les principaux avantages qui distinguent cette préparation officinale sont les suivants :

» 1° *Dosage exact et invariable,* le granule est une dragée composée de sucre et de gomme, ne contenant qu'une proportion très-petite du remède : *un milligramme,* par exemple, *sur dix centigrammes* environ de sucre, proportion Pelletier. On compte les granules pour arriver à une dose plus forte, ou on en administre un seul dans un véhicule (car il est très-soluble).

» 2° *Administration commode* et même agréable de médicaments. Un granule, de la grosseur d'une lentille, renferme un milligramme (0,001) d'un alcali végétal, d'*atropine,* je suppose, et représente trente centigrammes de *belladone* ou une tasse d'infusion amère et nauséuse, pour les grands comme pour les petits malades.

» A propos d'enfants, n'est-ce pas un bienfait pour eux?

» 3° *Conservation la plus longue.* — Le sirop fermente, la potion peut s'altérer à un point toxique, les pilules se durcissent, se décomposent et provoquent, comme j'en ai cité des exemples, une indigestion toujours grave chez des sujets affaiblis par la maladie; tandis que, dans sa coque dure et polie, *l'atome* d'un médicament énergique reste inaltérable, et un granule peut se conserver un demi-siècle.

» 4° *Transport facile.* — Le granule réalise le vœu de Sydenham : un praticien peut emporter avec lui, et dans *une boîte de quelques centimètres,* de quoi médicamenter sa clientèle pendant plusieurs jours.

» Une lettre a des dimensions trop restreintes, Monsieur le Président, pour vous rapporter celles de mes observations qui sont favorables à l'emploi thérapeutique des granules ; j'en citerai seulement une, en vous demandant la permission de vous signaler ensuite les résultats de quelques autres.

» Le nommé Thévenet avait été frappé d'une paralysie du bras droit, à la suite d'une chute, je crois ; il avait déjà consulté plusieurs médecins, et essayé autant et plus de remèdes : électricité, douches, frictions, vésicatoires, et même une potion avec l'EXTRAIT DE NOIX VOMIQUE, lorsqu'il se décida à me consulter.

» Thévenet était un client sur la prudence duquel je pouvais autant compter que sur la force de sa constitution ; en conséquence, je lui avais confié dix granules de *strychnine*, en lui recommandant d'en avaler UN d'heure en heure, mais d'en SUSPENDRE l'administration DÈS QU'IL ÉPROUVERAIT DES SECOUSSES TROP VIOLENTES DANS LE MEMBRE MALADE.

» Le troisième jour, mon client, dans son accès de reconnaissance, vint me trouver, et me dit en m'embrassant : Vous m'avez guéri !

» En effet, il me serra la main avec une main qui ne pouvait, avant mon traitement, retenir un couteau, une pipe, et il s'était servi de son bras dès le second jour.

» J'appris avec détail que la seconde dragée avait commencé à lui TRAVAILLER (*sic*) le bras ; « mais j'ai tenu bon, ajouta-t-il, et me voilà prêt à » vous défendre, s'il le faut, avec le poing que vous m'avez rendu. »

» J'ai substitué bien des fois, et avec un succès encourageant, des granules d'*aconitine* A UNE ÉMISSION SANGUINE, dans les cas de pléthore, de congestion sur un organe, de point pleurétique, et au début d'un rhumatisme articulaire aigu.

» J'ai réussi à combattre certaines *constipations* opiniâtres avec des granules de *strychnine*.

» Enfin, Monsieur le Président, j'ai eu le bonheur de délivrer une femme et trois autres personnes d'accès de fièvre nerveuse, à l'aide d'un granule d'*acide arsenieux*, pris à jeun pendant une durée de trois à sept jours.

» Mais toute médaille a son revers. — Un médicament qui se présente au malade avec les apparences agréables d'un bonbon, peut inviter aux imprudences. — On se figure dans le public que l'efficacité du remède doit toujours être *en raison de sa quantité*, et avec la pensée d'avancer l'heure de la guérison, à l'insu du médecin, au lieu d'un granule, on en avale deux, trois..... Voilà un danger que je dois signaler, et qu'il faut prévenir.

» Dans le cours de mes expériences, j'ai aussi rencontré des constitutions assez impressionnables pour ne POUVOIR TOLÉRER UN GRANULE à la fois. — La supérieure du pensionnat d'Irigny, à laquelle j'avais administré UN SEUL granule d'*atropine*, fut prise, quelques heures après, d'étourdissements, d'aphonie, d'hallucinations de la vue les plus bizarres, qui persistèrent jusqu'au lendemain. Mme T..., dont le mari est professeur de l'école vétérinaire de Lyon, ayant pris un seul granule de *cicutine*, éprouva des nausées, un sommeil très-agité, et son pouls descendit de 85 à moins de 70.

» Je termine cette lettre, déjà trop longue, Monsieur le Président, par un doute philosophique. Le granule est peut-être le grain de sable de Bâcon, avec lequel nous pourrons, — avec le secours du temps et de l'observation, sa fille, — terminer notre pyramide médicale.

» Car, en définitive, il ne s'agit pas seulement d'une préparation officinale à préconiser, mais de la spécificité remise à l'étude et de la simplification de nos formules, vainement réclamée, depuis Hippocrate, par tous les bons praticiens.

» *Le mélange des médicaments est la fille de l'ignorance*, disait le philosophe que je viens de nommer. — J'ajoute que la polypharmacie est très-proche parente du CHARLATANISME, qui protège, par une occulte solidarité, la réputation du praticien médiocre, et les intérêts d'une *profession qui s'en va*.

» Si les membres de la commission nommée pour les granules m'accordent qu'un grand progrès en est cause, à leur sujet, —j'augure bien de leur rapport, et, par anticipation, je les remercie au nom de la science, qui veut avancer, et de l'humanité malade, qui veut guérir.

» J'ai l'honneur, etc.

» Dr MUNARET.

» 20 janvier 1852. »

Il y a quelques années, un éminent professeur, M. Trousseau, découvrit la médication SUBSTITUTIVE OU HOMOEOPATHIQUE (nous en avons parlé); aujourd'hui, un honorable praticien allopathe propage une nouvelle découverte, CELLE DES GRANULES.

Voilà deux inventions qui, combinées, constituent *théoriquement et pratiquement* toute une révolution en médecine : le PRINCIPE et le MOYEN. Et, si le *professeur* a été timide, et n'admet sa médication substitutive que comme un des modes de la thérapeutique, le *praticien* attaque plus résolument la réforme, et fait miroiter aux yeux des médecins la *pharmacie de poche, contenant, dans une boîte de quelques centimètres, l'aconitine, l'atropine, la cicutine, l'acide arsenieux*, etc.

Quand on est dans une telle voie de progrès, il ne faut ni épargner sa fatigue ni ménager son haleine. — Aussi, voyez comme l'indication thérapeutique se hâte, nouvelle révélation, de compléter cette simplification de moyens : « J'ai substitué un assez » grand nombre de fois, et avec un succès encourageant, des » granules d'*aconitine à une émission sanguine*, dans des cas de » pléthore, de congestion sur un organe, de point pleurétique, et » au début d'un rhumatisme aigu. — J'ai réussi à combattre cer- » taines *constipations* des plus opiniâtres, avec des granules de » *strychnine*. »

Mais, dirons-nous, de telles découvertes, si l'on est bienveillant, s'appellent plagiat; si l'on est juste, elles s'appellent *vol à l'homœopathie;* cela peut être; mais ne jugeons pas. Laissons-nous piller, *favorisons même ces sortes de larcins* par la complicité du silence ou de la mansuétude; *gardons-nous de crier :* AU VOLEUR! car, s'il y a vol, les malades en auront le profit, et le pied boiteux de la justice ne l'empêchera pas d'atteindre tôt ou tard ceux qui auront porté atteinte à la plus sacrée des propriétés, celle du génie.

Que savons-nous, d'ailleurs, des desseins de la Providence, qui, dans sa bonté et sa sagesse infinie, mène ce monde où nous nous agitons? — Dans la maison de notre père en science médicale, il y a plusieurs places, et on y entre par diverses portes. Ne saurions-nous admettre l'existence d'APÔTRES AMBIGUS qui soient *un lien* entre le nouveau et le vieux monde médical (qu'on a peut-être eu le tort de trop perdre de vue), et qui remplissent aujourd'hui, *sciemment* ou *insciemment*, le rôle le plus utile à la propagation de notre doctrine? LA TRANSITION EST LE NOEUD, la difficulté de tous les progrès. Quand les homœopathes s'occupent des questions de hautes ou basses dilutions, n'est-il pas bon qu'il y ait quelqu'un, en dehors d'eux, qui enseigne l'alphabet de la science, quand même il devrait en cacher le titre ?....... *Sinite venire parvulos.*

Et, à défaut de l'intelligence des desseins de la Providence, ne saurions-nous avoir quelque tolérance pour certaines répugnances d'instinct, de calcul, de nécessité telles, qu'il est des hommes qui, plutôt que de dire : *médication homœopathique* au lieu de *médication substitutive*, ou *globules* au lieu de *granules*, se résoudraient à avaler leur langue.

Nous voudrions citer ici les professions de foi de ces vétérans de l'allopathie qui viennent pieusement déposer en faveur de l'homœopathie. Ballottés par tant et de si contradictoires théories, *fatigués de deviner depuis tant d'années, d'expecter et de s'en fier à la bonne nature des soins de rétablir la santé compromise,* tourmentés du désir de guérir, ils se rangent sous la bannière de Hahnemann. Tous parlent de faits dont ils ont été les témoins. Les uns doivent de s'être livré à l'étude de l'homœopathie, à une guérison opérée sur une mère, une épouse, un enfant, un ami ! Tous rapportent des faits nombreux de cures qu'ils ont obtenues, et les livrent aux investigations de leurs ennemis et aux témoignages de leurs amis.

Parmi eux figurent TROIS DOCTEURS MÉDECINS TRAPPISTES, qui, « devant Dieu et devant les hommes, affirment, après une longue » expérience comparative de la nouvelle et des anciennes doc- » trines, la supériorité incontestable de l'homœopathie. » Ces savants religieux, praticiens formés à l'école du silence et de la retraite, jettent pour l'homœopathie dans la balance toute une vie d'abnégation chrétienne et une longue expérience, payée, jusqu'au jour où la vérité hahnemanienne a brillé à leurs yeux, par de « *douloureuses déceptions.* »

Nous ne saurions résister au désir de citer quelques fragments de la profession de foi du docteur Espanet, il y a peu d'années médecin de l'hôpital Staouéli, aujourd'hui, sur un plus grand théâtre ouvert à son ardente charité, *médecin de la Grande-Trappe*. Nous le citons plus volontiers, parce que sa position lui donne une plus haute autorité, et puis ensuite parce qu'il est bien connu dans la science, et que les journaux allopathiques ont souvent inséré ses travaux.

Le docteur frère Espanet adressait jadis, en effet, ses observations médicales à des journaux allopathiques. Ayant expérimenté l'homœopathie, il crut que ces mêmes journaux inséreraient, comme par le passé, ces mêmes observations. Dans sa bonne foi de religieux et de chercheur de la vérité, il jugeait des autres par lui-même. On refusa ses communications, et c'est alors qu'il s'adressa aux journaux homœopathiques, qui furent heureux de compter parmi leurs rédacteurs un homme qui ne reconnaît pour mobile de toutes ses actions que le jugement de Dieu et le bien des hommes. Pendant son séjour en Afrique, cette terre des fièvres graves, très-graves, ce bon religieux a fait d'immenses observations, et on peut dire que c'est lui qui a établi les nuances des symptômes s'accordant parfaitement avec les nuances des médicaments. Expérimentant sur une grande échelle, il a pu comparer divers modes d'administration des remèdes (il traitait par année 1,500 fièvres intermittentes); mais je ne puis résister au désir de le laisser parler lui-même.

Après avoir raconté comment il avait eu connaissance de l'homœopathie, de ses expériences ou essais pour en confirmer la vérité, il ajoute :

« Dans l'homœopathie est la santé des familles, la garan-
» tie du médecin consciencieux, le complément et la certi-
» tude de l'art de guérir. Je ne le dis pas à la légère, comme
» on s'en convaincra dans l'ouvrage que je prépare. — Depuis
» longtemps j'essayais des fébrifuges; mais Dieu m'a donné un
» esprit sévère dans l'appréciation des faits; et, faut-il le dire,
» j'étais enfin parvenu à n'exercer plus qu'avec répugnance une
» science que ma raison trouvait plus prétentieuse qu'exacte,

» plus babillarde que savante. Pour l'exercer plus longtemps, il » me fallait me payer de mots ; à une chose aussi grave, ma cons- » cience opposait le cinquième commandement.

» Ce qui me désolait le plus, c'était le manque d'indications » thérapeutiques. On prenait chaque jour *quelque nouveau re-* » *mède, et l'on ne disait pas dans quel cas précis il fallait l'admi-* » *nistrer,* quel groupe de symptômes en appelait l'emploi.

» En ce temps-là on agitait à l'Académie de Médecine les » questions relatives au rhumatisme ; je suivais les discussions. » On y parla du cataplasme de bouze de vache, puis du chien de » M. X..., qui lui apprit à employer les feuilles de fraisiers con- » tre la dyssenterie. Je trouvai cela bien fort. L'orgueil médical » achève-t-il enfin d'épuiser le calice des humiliations ?

» Soyez béni, vous qui, par l'effet de mille circonstances gra- » tuites, mais admirablement ménagées par la divine Providence, » mîtes livres, conseils et médicaments à ma disposition.

» Malgré mon étonnement, les faits irrécusables que ma cli- » nique me fit palper du doigt et de l'œil, me convertirent à l'ho- » mœopathie, à cette science exacte, à cette médecine digne et » raisonnable. L'homme viendra briser l'orgueil de son rationa- » lisme contre l'atome hahnemanien ; il contemplera un monde » nouveau dans la matière impondérable... Les sciences se cons- » titueront sur la base de l'unité. J'ai quelque confiance que mes » travaux pourront être utiles, parce que je ne m'appuie que sur » le Dieu des sciences, et que je ne les cultive que pour le bien » de mes semblables.... »

Suivent plus de cent observations cliniques de traitements homœopathiques, que nous engageons les médecins à lire ; ce sera pour eux un acheminement à la pratique pure de l'homœopathie.

Disons encore que de vénérables religieux missionnaires, avant de passer l'Océan pour conquérir les âmes, se livrent à l'étude de la médecine, et maintenant de l'homœopathie, afin d'en répandre les bienfaits au milieu des sauvages, des Chinois, dont ils veulent être aussi les médecins et les bienfaiteurs. Ils veulent trouver dans la nouvelle méthode médicale un moyen d'introduction et d'influence, que les Jésuites, en Chine, demandaient autrefois aux sciences mathématiques. Les âmes ne tardent pas à sacrifier à ceux qui ont soulagé le corps; il suffit de nommer le père Chozel et le père Boyer : rien de plus touchant que la simplicité vraie avec laquelle ils racontent les cures qu'ils ont faites, et de quel secours est pour eux l'homœopathie.

CHAPITRE IV.

Emprunts faits par l'allopathie à l'homœopathie, sciemment ou insciemment.

Sans nous arrêter à montrer l'influence qu'exerce déjà sur les anciennes doctrines l'homœopathie, il nous suffira de prouver qu'on emprunte à sa doctrine, et SON PRINCIPE, et ses MÉDICAMENTS; mais, auparavant, citons un passage de la profession de foi de M. Frédault, LAURÉAT PREMIER PRIX de *l'École pratique*. Il faut que la vérité se fasse jour. Nous copions :

« Nos adversaires, dominés par une idée fixe contre l'homœo- » pathie, comptent qu'en faisant décrier Hahnemann, qu'en déni- » grant son caractère, ses travaux, ses disciples, on oubliera les » ouvrages de la méthode, ou du moins qu'on ne les lira plus; » qu'alors, puisant à leur aise et *en cachette* des médicaments dans » la matière médicale pure, et suivant les indications homœopa- » thiques, ils les prescriront à des doses ordinaires, les vanteront » comme des découvertes, et pourront espérer des couronnes aca- » démiques. Un médecin des hôpitaux, assez complaisant pour » donner des conseils aux jeunes médecins, nous donnait la clef » de cette manœuvre, en s'adressant à un de nos confrères : « *Faites de l'homœopathie tant que vous voudrez*, leur disait-il, » *mais prescrivez à des doses minimes, et envoyez chez les phar-* » *maciens ordinaires;* C'EST AINSI QUE NOUS FAISONS ET QU'IL FAUT

» FAIRE. » Son interlocuteur lui exprimant que les médicaments » n'y seraient pas bien préparés : « *Vous avez tort*, reprit le maître; » *ne prescrivez pas* SURTOUT DE GLOBULES; *c'est ce qu'on ne peut pas* » *tolérer.* » La parole de ce médecin est précieuse : elle nous indi- » que la véritable tendance des esprits; elle montre que les réfor- » mes de Hahnemann sont plus appréciées généralement qu'on ne » veut le dire et l'avouer, mais qu'il y a parti pris d'accaparer ces » réformes, sans rendre justice à leur auteur. Et pourquoi agir » ainsi? Dans un intérêt personnel et de position.

» Mais il est encore une autre raison pour décrier Hahne- » mann, tout en s'appropriant ses travaux. On sait le dissenti- » ment constant, et de tout temps, entre *l'enseignement officiel* DES » PROFESSEURS, et *l'enseignement public des* PRATICIENS; on sait » avec quelle jalousie l'enseignement officiel a toujours vu et tou- » jours rejeté les découvertes des praticiens; on sait que pour » sauver les apparences et conserver la réputation qui s'attache » aux positions de cet enseignement, on a toujours fait mille ef- » forts pour n'y rien laisser arriver du dehors; on sait cela, et on » en profite. On montre que la méthode de Hahnemann est née » en dehors de cet enseignement; on montre en même temps qu'il » est facile de ne pas accepter officiellement cette méthode, et » tout à la fois d'en profiter en secret, et de la faire pénétrer » peu à peu sous l'apparence de découvertes modernes. »

Fatale tactique, qui met à jour les faiblesses du cœur humain! Et de quel danger, d'ailleurs, ne sera pas l'application de la doctrine de Hahnemann, avec les doses que donne la médecine ordinaire! Malheur pour la conscience du médecin, malheur pour les pauvres malades!

Il est en effet facile, en ouvrant les journaux de la médecine ordinaire, de prouver la vérité de ce que nous apprend ce jeune lauréat, qui, imprudemment, raconte ce qu'il sait, ce qu'il entend dire dans le milieu qui l'entoure.

Voyons si les prétendues découvertes allopathiques d'actions curatives des médicaments dans des circonstances déterminées, ne sont pas une appropriation furtive des véritables découvertes de l'homœopathie.

Dans son numéro du 1er janvier 1853, l'*Abeille Médicale* annonce que M. Padioleau propose un nouveau moyen de combattre les vomissements nerveux : « *La médication*, dit ce journal, *est l'emploi de trois gouttes de teinture de nux vomica, dans* 90 *grammes d'eau distillée, que le malade doit prendre par cuillerée à bouche, toutes les quatre heures. L'effet de cette médication, tant soit peu homœopathique, a généralement dépassé ses espérances dans plusieurs circonstances.* »

Par quelle filiation d'idées M. Padioleau a-t-il été conduit à administrer *nux vomica* dans les vomissements nerveux? Or, les traités de matière médicale, en usage parmi les allopathes, se taisent sur cette propriété de la *nux vomica* d'arrêter le vomissement; il a donc fallu que M. Padioleau ait réfléchi quelquefois sur la valeur de la doctrine nouvelle, et que quelques-uns de ses livres lui aient passé sous les yeux.

Vous venez de voir le journal, disant que cette médication est *tant soit peu homœopathique*. Eh bien! sans crainte de nous tromper, nous dirons que si M. Padioleau a sérieusement observé, il a dû quelquefois regretter d'avoir donné trois gouttes; *une seule, moins encore*, eût suffi et eût amené une guérison plus sûre, plus douce et plus prompte.

Nous ajoutons que, dans tous les cas de vomissement nerveux, il ne réussira pas à le calmer; le médicament sera même dangereux aux doses qu'il indique.

L'utilité de *belladona* ne peut plus être révoquée en doute pour *prévenir* le développement de la fièvre scarlatine. Dans l'état actuel de nos connaissances, des observateurs impartiaux l'ont mille fois constatée sous des climats divers et à des époques variées. Avons-nous besoin de rappeler les expériences concluantes faites à Hilschenbach par le docteur Schenk? celles de Rhodius, de Massius, professeur à Rostock (*Journal de Hufeland*), de Kunstmann, de Mularbeck? (*Revue Médicale*, t. XI, p. 371.) Plusieurs médecins français ont publié des faits très-concluants en faveur de la *belladona*, considéré comme moyen prophylactique de la scarlatine; mais le travail de M. Stiévenart, consigné dans l'*Annuaire de Thérapeutique* publié par M. Bouchardat, mérite d'être cité.

Ce médecin, appelé à donner ses soins dans une commune où la scarlatine avait déjà donné la mort à plus de 100 individus, administra *belladona* à 400 personnes, qui toutes furent préservées de la maladie régnante. Admirables résultats! Quel homme privilégié peut revendiquer la gloire d'un pareil service? C'est Hahnemann, et on a la faiblesse de ne pas le nommer! On constate le bienfait, on en jouit, on en fait jouir ses semblables, on n'a pas une action de grâces à rendre à son auteur, pas un mot de reconnaissance pour consoler sa mémoire! Il y a plus que de l'injustice, il y a de l'ingratitude!

Pénétrons plus avant dans le travail du médecin de Valenciennes pour en retirer quelque instruction. Il a donné *belladona* en *teinture alcoolique*, de préférence à la poudre de racine et à l'extrait. Il a eu mille fois raison, car il a imité le procédé employé par l'homœopathie; il donnait 3, 4 gouttes. A cette dose, il a provoqué des aggravations inutiles et qu'il rapporte; un véritable homœopathe les eût évitées. Hahnemann, dans les commencements de ses essais, avait écrit : « Triturez 3 grains » d'*atropa belladona* dans un petit mortier, avec une once d'eau » distillée qu'on y ajoute peu à peu, de manière à ce qu'ils soient » exactement dissous; ajoutez à cette solution un autre com- » posé d'une once d'eau distillée, et d'une once d'alcool purifié; » agitez le tout, et laissez-le déposer. Mettez une seule goutte » de cette liqueur dans une bouteille contenant trois onces d'eau » distillée et une once d'alcool rectifié; agitez bien le tout : » donnez une ou deux gouttes tous les quatre jours.... »

On exécuta ponctuellement le conseil d'Hahnemann : sur 525

personnes, 522 furent préservées; les autres personnes, dit toujours Schenk, qui eurent la scarlatine, n'avaient pris du préservatif que quatre fois. Ici, personne n'a eu d'aggravation, comme chez les personnes soignées par le médecin de Valenciennes.

Mais *une goutte* d'une pareille dilution, tous les quatre jours, fait sourire de pitié les médecins de l'ancienne école; et cependant, un de leurs grands maîtres, le célèbre Hufeland, leur donne, même à ce propos, une leçon sévère; la voici : « Je connais un » endroit où, pendant une épidémie de scarlatine des plus for- » tes, on a essayé le préservatif de Hahnemann, et où tous ceux » qui en ont fait usage ont été garantis de la maladie. Cet objet » est digne de la plus grande attention, et mérite qu'on le sou- » mette à des expériences suivies; car, se laisser prévenir contre » ce moyen par l'extrême petitesse de la dose, ce serait oublier » qu'il est ici question d'un *effet dynamique*, c'est-à-dire d'un » effet sur le vivant, qu'on ne peut apprécier ni par livres ni par » grains. Quel est celui qui a pu déterminer pondérativement l'a- » tome, ou bien la quantité d'un virus nécessaire pour produire » un effet quelconque? *Étendre une substance, est-ce donc cons- » tamment l'affaiblir?* Et le liquide qui l'étend, ne peut-il pas » devenir un véhicule qui développe en elle une propriété nou- » velle, un nouveau mode d'action plus subtil que celui qu'elle » possédait auparavant? »

Le numéro 22 de l'*Abeille Médicale* renferme un article fort intéressant de M. le docteur Metsch, traduit de l'allemand par M. Lereboullet. Le docteur Metsch admet que, le plus souvent, *l'avortement*, surtout chez les personnes délicates, sensibles, irritables, est préparé par une stase sanguine dans les vaisseaux de la matrice et du placenta. Il conseille la *sabine* comme le meilleur moyen préservatif; il en commence l'emploi à la fin d'une période menstruelle, et le continue jusqu'à la période suivante, sous forme d'infusions de 4 à 15 grammes de la plante fraîche dans 190 grammes d'eau, deux cuillerées par jour; ce temps suffit pour faire cesser la disposition à l'avortement.

Dans un cas, cependant, où la grossesse datait de deux mois, la *sabine* à faible dose produisit d'excellents résultats. Lorsque *les avortements* antérieurs ont été précédés de *contractions utérines*, il unit à la *sabine* le *seigle ergoté*. Dans le cas où les avortements ont été précédés de *ténesme de la vessie* avec *urine difficile et douloureuse*, il ajoute à l'infusion 6 gouttes de *teinture de cantharides*. Quand, au contraire, les avortements ont été précédés de dérangements dans les fonctions digestives (vomituration, diarrhée, etc.), l'auteur donne l'*ipécacuanha* en substance, 1/16e de grain par dose, en alternant avec l'infusion de *sabine*. Il cite plusieurs cas de guérison.

L'homœopathie pourrait bien se plaindre de pareils larcins; mais, pleine de confiance dans sa force et d'indulgence pour la faiblesse qui n'ose pas avouer la source à laquelle elle puise, elle se contente d'encourager l'auteur dans la voie où il s'est engagé.

La plupart des journaux de médecine, l'*Union Médicale*, la *Gazette des Hôpitaux*, etc., sont unanimes pour reconnaître les effets salutaires du *carbo vegetabilis;* l'Académie de Médecine va même, dit-on, l'approuver. D'où est venue l'idée de l'employer? Il nous est difficile de ne pas supposer que l'emploi journalier que font du *carbo vegetabilis* les homœopathes, ne soit pour quelque chose dans la tentative des allopathes. Il y a plus de vingt ans que la doctrine homœopathique a fait son apparition en France, et quelque peu disposé que l'on soit à jeter les yeux sur la matière médicale de Hahnemann, quelques-uns auront eu ce grand courage; il est vrai que proposer à l'Académie une indication empruntée à l'homœopathie, l'eût fait rejeter bien loin, et cela sans examen. Serait-ce un des motifs qui ont conduit le docteur Belloc à laisser ignorer la source où il a puisé l'idée de donner le *carb. veg.?*

Ce que nous venons de dire pour *nux vom., atrop. bell., sabina, secale corn., carb. veget.,* nous pourrions le dire pour *puls, bimuth. cicut. vir., opium, chamom., hyosc., stramon.*, et tant d'autres substances dont chaque jour sont remplis les journaux allopathiques.

Mais nous observerons que l'allopathie ne réussira pas, pour deux raisons : la première, parce qu'elle n'envisage *qu'un seul* symptôme, et qu'un remède ne convient et ne fait disparaître ce symptôme qu'à la condition de couvrir *l'ensemble des symptômes*, qu'à la condition, en un mot, que l'*individu maladie soit couvert entièrement par l'individu médicament;* la seconde, parce que la dose du médicament est trop forte et conserve souvent une vertu toxique (poison) qui peut devenir fatale, surtout appliquée sur un organe déjà atteint de la maladie que développe par lui-même ce médicament.

On ose se vanter d'avoir découvert ces médicaments. Or, d'où viennent ces découvertes? Je ne voudrais pas contester le mérite des honorables travailleurs qui se dévouent aux progrès thérapeutiques; mais puis-je m'abstenir de faire observer que tous ces résultats de découvertes modernes étaient consignés primitivement dans les ouvrages de l'homœopathie? S'il est vrai que les auteurs de ces découvertes aient volé de leurs propres ailes, au moins il est certain qu'ils se seraient évité bien des recherches en ouvrant ces ouvrages ; mais, remarquons-le bien, ces moyens étaient indiqués par les partisans de Hahnemann, comme guérissant par la loi des semblables. Or, il se trouve que leurs adversaires donnent *la preuve* de cette assertion, en démontrant qu'ils guérissent dans les cas indiqués. *Comment comprendre que des médecins qui se servent des résultats d'une méthode, et qui les reconnaissent bons, repoussent cette même méthode?*

On pourrait multiplier les preuves de ce que nous avons avancé, que l'ancienne école PUISE A PLEINES MAINS DANS LES DÉCOUVERTES de Hahnemann ; mais en voilà suffisamment.

En effet, quoi qu'on fasse, nous défions la médecine de s'avancer vers la vérité, sans l'appui, le secours de l'homœopathie; tous lui rendront hommage, cela avant longtemps ; et l'on verra ses plus implacables adversaires se montrer peut-être les premiers à le faire. Cela ne nous étonnera pas. L'homœopathie ne peut-elle pas invoquer un fait inoui dans l'histoire, celui d'avoir appelé à elle l'illustre chef d'une doctrine rivale, Broussais? Ce chef d'école, qui a exercé une si immense influence sur son époque, parla de l'homœopathie, dans son *Examen des Doctrines,* assez dédaigneusement; plus tard, il avoua qu'il n'avait connu l'homœopathie que par un article de journal, et prononça ces mémorables paroles : « L'homœopathie est appelée à jouer un grand rôle dans les sciences médicales. » Il fit plus : il donna plusieurs consultations homœopathiques; il appela à lui donner ses soins un médecin homœopathe, et, pendant les quatre derniers mois de sa maladie, *il fut traité homœopathiquement.*

Le docteur Frappart, son élève et son ami, lui écrivait en lui envoyant son livre : « Vous verrez qu'à l'occasion de l'homœo- » pathie, je rappelle très-convenablement la justice que vous » vous plaisez à rendre à cette découverte, parce que vous seriez » fâché qu'une vérité passât sur la terre sans l'avoir au moins » saluée à son passage. »

Une dernière preuve encore en faveur de notre thèse.

Une curieuse correspondance va s'engager entre M. le docteur Amédée Latour, rédacteur en chef de l'*Union Médicale,* et il y a quelques mois un des plus implacables ennemis de l'homœopathie, et M. le docteur Leboucher, homœopathe.

M. Amédée Latour, allopathe, dans son numéro du 5 février 1853, a jeté au milieu du camp allopathique ce cri d'alarme :

« Mes chers confrères, l'homœopathie GAGNE DU TERRAIN; LE » FLOT MONTE, MONTE A VUE D'OEIL. La voilà, dit-on, avec la » jeune et belle impératrice, entrée dans le palais de César. De » temps en temps, nos sociétés médicales voient s'éloigner de » leur giron des membres jusque-là restés fidèles. Le mois der- » nier, encore, une de ces sociétés a été affligée par une lettre » de démission, basée *sur une désertion vers l'homœopathie,* et

» adressée par un confrère qui *avait donné des gages à la science*
» *sérieuse*. OU ALLONS? OU ALLONS-NOUS?

» AMÉDÉE LATOUR. »

« Et moi aussi, répond M. Leboucher, j'ai vingt fois jeté le cri d'alarme, et dans maint article j'ai averti le corps médical officiel du coup qu'il déplore à cette heure. En vain lui ai-je répété : Ne vous endormez pas sur la foi du zéphir; il y a un grain qui s'élève à l'horizon. Ailleurs : Ne vous enivrez pas des délices de Capoue; votre rivale veille, et ne perd pas une heure pour être prête à vous surprendre. Ailleurs encore, je vous disais : Pendant que vous vous amusez à jouer au soldat, prenant l'homœopathie pour ennemi, vous vous donnez l'enfantin plaisir de la tuer sans péril, de l'enterrer sournoisement, de lui faire de ridicules oraisons funèbres, où votre vanité triomphe sans gloire. Mais, pendant que votre faconde s'amuse à faire des pièces spirituelles pour le théâtre des jeunes élèves, votre modeste rivale creuse incessamment sa mine sous votre temple, et un beau jour de festin, quand vous croirez mener tous vos crédules auditeurs au triomphe, les colonnes s'écrouleront, et le temple vous aura couverts de ses ruines. Il n'y a que quelques jours, je vous disais encore : L'homœopathie marche et grandit à chaque heure.... Bientôt ce qui nous sépare encore nous réunira, j'en atteste votre bonne foi... »

Deux nobles rivaux vont entrer en lice. La vérité ne pourra que gagner à leurs savantes discussions.

En voilà, j'espère, assez, pour infirmer l'étrange reproche que l'on nous a fait de nous poser *en prophète*. Singulier prophète, en effet, que celui qui ne fait que suivre pas à pas la marche de la science, qui lit dans ce livre ouvert à tous, et qui, de faits saillants, se permet d'en déduire les conséquences.

Cette première question se trouvera désormais parfaitement soldée, et nous espérons qu'on reconnaîtra que LES FAITS SEULS PROPHÉTISENT.

DEUXIÈME PARTIE.

CHAPITRE PREMIER.

Systèmes allopathiques.

SECTION PREMIÈRE.

DIVERGENCES D'OPINION DANS LES DOCTRINES ALLOPATHIQUES.

Avant de poser les principes de l'homœopathie, entrons en plein dans les doctrines allopathiques; livrons-nous à une critique impartiale, d'autant plus impartiale, que nous puiserons nos arguments *contraires, très-contraires* à la pratique dominante, dans les auteurs que l'allopathie décore du nom de princes de la science. Surprenons la vérité échappée de leurs lèvres : leurs critiques et leurs aveux, à l'endroit de leurs propres doctrines, sont assurément le plus puissant auxiliaire que l'homœopathie puisse invoquer. C'est donc sous l'étendard allopathique que momentanément nous nous plaçons; le langage en sera plus sévère que nous n'eussions osé nous le permettre.

Nous allons envisager ce que pensent sur les doctrines médicales, sur la saignée et sur l'art de formuler, ceux-là même qui portent la bannière de l'école. Il sera piquant de voir les maîtres ès-sciences jeter à leurs propres pratiques un anathème sanglant.

Le docteur Fodéra, membre de l'Académie de Médecine :

« On est surpris de tant de différence dans la manière d'envisager les maladies, de tant de traitements divers. Les uns, *plus hardis* (on pourrait dire hardis jusqu'à la témérité), administrent *des doses de médicaments héroïques;* les autres, *plus timides,* n'osant agir, *attendent avec patience les jours critiques;* d'autres s'amusent à faire *la médecine poly-pharmaceutique;* l'un ordonne *des purgatifs*, l'autre l'*émétique;* un troisième *fait toujours saigner;* le quatrième *fait jouer au calomélas le rôle d'une panacée universelle.*

» Il suffit d'entrer dans un hôpital, et de parcourir des salles séparées par de fragiles cloisons, pour voir combien les médecins qui y font leurs visites *se ressemblent peu dans leur manière d'envisager les maladies et de les traiter.* Tout ce qu'on appelle *pratique* est dans le fond un *mélange bizarre* des restes surannés de tous les systèmes, de routines transmises par nos pères.

» Tous les vingt ans au plus, s'écrie l'élève chéri de Broussais, *la même école change de système;* parfois, il y a deux ou trois systèmes dans la même école; bref, *parmi les médecins sortis de la même école et ayant le même système, il n'y en a pas quatre qui puissent s'entendre au lit du malade.* Tels sont les faits : l'histoire de la médecine et les malades sont là pour en témoigner. Or, si la science sert à nous diriger dans la pratique, qu'est-ce qu'*une science* qui pousse chacun de ses adeptes dans *des routes diverses et souvent opposées?...* Heureusement pour l'amour-propre des uns et la sécurité des autres, que chaque médecin croit tenir la bonne doctrine, et que chaque malade croit avoir un bon médecin. Tout est pour le mieux dans ce meilleur des mondes.

» Si quelqu'un, s'écrie le professeur Fodéra, avait commencé seulement depuis soixante ans un ouvrage de médecine, et qu'il l'eût continué jusqu'à ce jour en adoptant chacun des systèmes qui ont régné, de combien de couleurs ne serait-il pas composé! combien de remèdes tour à tour sauveurs et assassins! » Suit la preuve de ce qu'il avance.

Un professeur d'anatomie parlait ainsi à ses élèves, en novembre 1852, à l'ouverture de son cours :

« Je vous avoue franchement et avec peine que notre médecine actuelle, notre thérapeutique, enfin, n'offre rien de stable et de certain. Depuis deux mille ans, elle n'a fait aucun pas, aucun mouvement; elle n'est pas même à l'état d'embryon, car elle ne contient aucun germe de vie; et tant qu'une *nouvelle thérapeutique, basée sur d'autres fondements* ou d'autres considérations, ne l'aura pas *remplacée, elle restera enfouie dans les langes.* »

Broussais, après une tirade que les médecins connaissent bien, a prononcé ces paroles : « Tant que la médecine ne pourra pas être enseignée de manière à devenir à la portée de toutes les intelligences; ou bien, si l'on aime mieux, tant que les *préceptes de cette science,* quelles que soient la clarté et la précision qu'affectent de leur donner les auteurs des différents systèmes, ne produiront pas une *immense majorité de médecins heureux dans la pratique, et toujours d'accord entre eux sur les moyens à opposer aux maladies,* on ne pourra pas dire que la médecine est une *véritable science,* et qu'elle est plus utile que nuisible à l'humanité. »

S'il y a désaccord aussi complet parmi les allopathes; si l'un repousse ce que l'autre admet; si la doctrine médicale de celui-ci n'est pas celle de celui-là; si le *pour* et le *contre* sont soutenus par un nombre égal de célébrités; si la logique des uns diffère totalement de celle des autres; si ce qui est absurde pour l'un est une vérité pour l'autre; si, en un mot, la médecine est livrée à la plus déplorable anarchie, c'est que la loi par laquelle s'opère la guérison n'a pas été trouvée; c'est que, comme dit Broussais, *il n'est aucune doctrine médicale qui soit sévèrement déduite des faits; c'est que la science n'est pas encore faite.*

Nous dirons plus : l'allopathie ne peut être regardée comme une science; car la science, pour mériter ce nom, doit être nécessairement UNE, et la médecine est multiple. Assurément, l'allopathie a fait de généreux efforts; elle est fière, à juste titre, des travaux immenses, opiniâtres, d'une foule d'hommes de mérite, à qui nous devons un juste tribut de reconnaissance. Leurs investigations n'ont pas été entièrement infructueuses; mais elles n'ont pu les mener à l'unité, ne partant pas d'un principe vrai, ce *criterium* indispensable à toute science. L'homœopathie l'a trouvée, cette *vérité-principe* tant cherchée, ce point fixe, ce pivôt de l'art de guérir. Mais n'anticipons pas : nous avons à nous occuper de la saignée.

SECTION II.

DE LA SAIGNÉE.

En proscrivant les antiphlogistiques, l'homœopathie a touché à la pierre angulaire de la thérapeutique; en portant la main sur ce palladium de la vieille médecine, ne devait-elle pas être repoussée avec autant de mépris que de colère?

Vainement Hahnemann, faisant appel au simple bon sens, avait demandé comment on pouvait prétendre qu'un sujet actuellement plein de santé, et qui par conséquent n'avait qu'une *quantité de sang normale*, se trouverait dans quelques heures en avoir *plusieurs livres de trop*, s'il venait, sous l'influence d'un refroidissement, à contracter une pneumonie ou un rhumatisme. Cette objection fut trouvée peu scientifique, quoique le célèbre Bordeu n'eût pas dédaigné de se servir du même argument dans son histoire de la médecine. Hahnemann avait encore avancé que les maladies étant toutes d'origine *dynamique*, et reconnaissant pour cause un trouble dans la force vitale, s'attaquer à la masse du sang, dans le cas même où l'on démontrerait qu'elle était devenue absolument ou relativement en excès, c'était s'adresser à *l'effet* et non à *la cause*, et que, en dépit des émissions sanguines, celle-ci continuerait d'agir jusqu'à ce qu'elle se fût épuisée d'elle-même, ou qu'elle eût entraîné une terminaison fatale.

Ce n'était donc pas par les prétendus antiphlogistiques, qui n'atteignaient point la cause de la maladie, mais par des agents *directs et spécifiques* qu'il fallait la combattre. Or, ces agents directs ne pouvant guérir qu'à la condition de provoquer une réaction salutaire de la force vitale, tout ce qui tendait à épuiser cette force se trouvait diamétralement opposé à la guérison. Il ajoutait que, dans les cas les plus heureux, lorsqu'on avait triomphé, à l'aide des émissions sanguines, d'une maladie aiguë, on laissait ensuite l'organisme dans un état d'épuisement qui l'exposait à des récidives plus graves que la première atteinte, et qui favorisait surtout le développement de maladies chroniques dont le principe était demeuré latent jusque-là, soit même d'inflammations aiguës subordonnées à ce même principe.

Que pouvaient ces arguments contre les convictions de l'École de Paris? Et que venait faire cette doctrine *des spécifiques à doses presque infinitésimales?* Cette doctrine qui répudiait les antiphlogistiques, que venait-elle faire en face de la doctrine physiologique qui produisait, comme sa dernière expression, la méthode des *saignées coup sur coup?* Elle ne recueillit et ne devait recueillir que le dédain, et ne put obtenir d'être mise à l'épreuve ni même discutée par des adversaires qui ne reconnaissaient d'autre médecine que la médecine *rationnelle*, ni d'autre thérapeutique que celle *des antiphlogistiques*. Et, en effet, s'il est une loi consacrée dans l'École de Paris, n'est-ce pas celle-ci : que dans le plus grand nombre des maladies, la *surabondance absolue ou relative du sang jouant le principal rôle, il est toujours nécessaire d'en extraire une quantité plus ou moins considérable?*

Une réaction se prépare, nous en convenons, et le contro-stimulisme des Italiens a commencé de ramener dans la thérapeutique l'emploi des médicaments; mais cet exemple sans règle et sans mesure laisse encore le premier rang aux émissions sanguines. Et qui oserait répéter, après Hahnemann, que les émissions sanguines *n'empêchent pas les congestions et les inflammations de se développer ni de s'étendre?* Car ce n'est pas la surabondance du sang qui produit ni qui entretient les inflammations; c'est une *autre cause*, et c'est à cette autre cause qu'il faut s'adresser par des moyens directs, et non par les émissions sanguines, qui, au lieu de l'affaiblir, ne font que lui donner plus de prise sur l'organisme épuisé. Que l'École le sache cependant: c'est elle-même, *ce sont ses professeurs et ses coryphées qui se sont faits les échos de Hahnemann*, qui ont répété chacune de ses affirmations, et qui lui ont donné toute la force de leurs propres témoignages et toute l'évidence de démonstrations scientifiques. Ce ne sera plus Hahnemann qui parlera, ce sera l'*École de Paris*.

Nous allons faire l'examen des émissions sanguines, et Dieu veuille que tous les esprits en soient assez vivement frappés pour que cette pratique funeste disparaisse de l'art médical, et ne soit plus qu'une rare et très-rare exception.

Le rudiment primordial de l'embryon apparaissant sous la forme d'un globule sanguin, il est évident que c'est le sang que le principe de vie organise d'abord, dont il fait sa résidence, et dans lequel il puise, à mesure qu'il le développe, les matériaux propres à former l'organisation. Il est donc le réceptacle de la vie, *anima omnis carnis in sanguine est,* dit le Lévitique. Bordeu l'appelait de la *chair coulante.*

Faire couler le sang, c'est donc affaiblir la vitalité. Or, la vie chez un individu peut-elle être en excès? Non, mille fois non.

En vain objecterait-on que, dans les inflammations, les vaisseaux sont engorgés, et que le sang fait effort pour les rompre et s'échapper. Eh bien! soit, il est en état d'effervescence, il bouillonne, ce qui ne prouve pas sa *surabondance*, mais *le trouble dynamique du principe de vie* dont il est imprégné et qui l'anime. Versez, par exemple, dans un vase, la moitié du lait qu'il peut contenir, et placez-le sur un foyer ardent; bientôt la chaleur, dilatant le liquide, le fera déborder de toutes parts; retranchez une partie du liquide, et le reste continuera de bouillir, de se répandre, ou de s'évaporer. La *soustraction du lait* que vous avez opérée n'a donc rien changé *aux effets de l'ébullition*, tandis que si vous aviez cessé de l'exposer à l'action de la chaleur, tous les phénomènes ci-dessus exposés auraient disparu.

Il en est ainsi du sang dans les inflammations. *Ce qui l'agite*, c'est *la cause morbigène qui porte le trouble dans sa vitalité;* ce n'est pas LE VERSER qu'il faut, mais AGIR SUR SON DYNAMISME, SUR LA FORCE QUI L'ANIME, en attaquant la cause qui l'a désaccordé; de même que pour rendre le repos au lait en ébullition, on l'ôte de dessus le feu.

Oh! si les inflammations avaient pour cause un excès dans la masse du sang, les saignées, par la soustraction qu'elles opèrent, seraient un remède souverain. Mais il n'en est pas ainsi: « Les congestions, dit Dubois, dans sa *Pathologie générale*, *sont dues à des phénomènes essentiellement vitaux. Elles sont indépendantes de la quantité plus ou moins grande de sang. La preuve en est en ce qu'elles surviennent,* LE PLUS FRÉQUEMMENT, CHEZ LES SUJETS LES PLUS DÉBILES, CHEZ CEUX OU, EN MÊME TEMPS, LA QUANTITÉ DE SANG EST LA MOINS CONSIDÉRABLE. » Or, les inflammations étant le résultat d'une perturbation vitale, ne peuvent être guéries par la saignée, qui est une pratique toute matérielle dans son action et dans ses effets directs, attendu qu'un fait physique ne peut modifier un fait dynamique. Mais confirmons par les documents de l'expérience ces enseignements de la science théorique.

MM. les professeurs Andral et Gavarret ont fait, il y a quelques années, des expériences sur l'état du sang dans un grand nombre de maladies, et ils ont été amenés aux résultats suivants : 1° *il y a une classe entière de maladies dans laquelle le sang présente, comme altération constante,* UNE AUGMENTATION DE FIBRINE. Cette classe de maladie est LA CLASSE DES INFLAMMATIONS. (*Mém. couronné à l'Académie des Sciences.*) Ainsi donc, il est constaté par ces expériences, que, dans toutes les inflammations, sans exception aucune, la pleurésie, la pleuropneumonie, la gastrite, l'entérite, LA FIBRINE DU SANG EST AUGMENTÉE : voilà le phénomène constant. Mais quel est l'effet de la saignée sur cette augmentation de fibrine dans tout état inflammatoire? « Il ne faut pas croire, dit M. Andral (p. 282 *loc. cit.*), que la fibrine du sang diminue, ou par la répétition des saignées, ou par la prolongation de la diète; dans quelque maladie que ce soit, FAITES INTERVENIR LES INFLUENCES DE DIÈTE ET DE PERTE DE SANG, ET VOUS NE VERREZ PAS DIMINUER LA FIBRINE. »

Dans son *Traité d'Hématologie,* p. 122, M. Andral dit encore : « Parmi les moyens employés contre l'état inflammatoire, la saignée occupe le premier rang, et j'ai dû naturellement *rechercher* jusqu'à quel point *des émissions sanguines,* plus ou moins répétées, avaient le pouvoir d'enlever promptement ou tardivement à ce liquide *l'excès de fibrine* dont il est chargé. *Quelque abondantes et quelque rapprochées que doivent être les saignées, la fibrine du sang n'en va pas moins toujours en augmentant.* »

Dans son cours de *Pathologie générale :* « Étant donné le chiffre de la première saignée dans les diverses inflammations aiguës, la quantité de fibrine s'élève toujours, ou du moins le plus souvent, dans les saignées suivantes. Mais est-ce la saignée qui a fait augmenter la fibrine? Non; c'est l'inflammation qui a continué à faire des progrès d'après sa marche ordinaire. Et ceci confirme nos opinions sur la *marche et la durée* des inflammations; nous croyons que c'est une grande erreur de penser que c'est A COUPS DE SAIGNÉE QU'ON PEUT ARRÊTER LA MARCHE D'UNE INFLAMMATION. »

Le même auteur rapporte, p. 81, « qu'un fait qui l'avait toujours frappé, C'EST UNE AUGMENTATION DE FIBRINE DANS LE SANG DES ANIMAUX PRIVÉS D'ALIMENTS; mais, dit-il, je cessai de m'étonner lorsque, à l'autopsie de ces animaux, *je constatai dans leur estomac* DES ALTÉRATIONS INFLAMMATOIRES DE LA NATURE LA PLUS ÉVIDENTE. »

Quelles sont les conséquences à tirer de ces expériences, à savoir : 1° que, dans tout état inflammatoire, il y a toujours *augmentation* de la fibrine du sang; 2° que la saignée, la diète, *accroissent* encore le développement de cette fibrine déjà en excès? Évidemment, que les émissions sanguines et la diète, dont on fait un si déplorable abus dans le traitement de ces maladies, loin de *combattre* les inflammations, les *augmentent* ou les font naître.

Présentons quelques faits pratiques qui appuient cette conclusion.

M. le professeur Cruveilhier dit (*Dict. de Méd.*, p. 259) : « J'ai vu bien des attaques d'apoplexie, sur la marche funeste desquelles la saignée n'a eu aucune espèce d'influence, et qui se sont renouvelées à de courts intervalles, comme si aucune déplétion sanguine n'avait eu lieu. *Il semblait même, dans quelques cas, que le mal croissait en proportion de la saignée.* »

Le même auteur (p. 326) : « Que, dans certaines pneumonies, les symptômes semblaient être exaspérés par les saignées, et qu'il en avait constaté les *funestes effets.* » Et il ajoute : « La » pleurésie est certainement une des maladies sur laquelle le traitement par les saignées a le plus de prise; et cependant, je ne l'ai » jamais vu *juguler* la fièvre qui dure de cinq à neuf jours. Com-

» bien de fois, au contraire, ne voit-on pas la fièvre *reparaître*
» *plus intense que jamais, à la suite d'une syncope de longue du-*
» *rée produite par une saignée abondante!* »

M. le professeur Chomel (*Traité des Fièvres*, p. 67) dit : « Souvent, après cinq ou *six saignées*, les symptômes de la fièvre inflammatoire persistent encore pendant sept ou huit jours, et même davantage, avant de céder. »

Le même médecin, à propos d'un sujet atteint de pneumonie, qui, après quatre saignées du bras, une application de ventouse scarifiée et de sangsues (faites dans l'espace de trois jours), offrait une recrudescence de symptômes généraux, avec extension de l'inflammation à des parties du poumon jusque-là restées saines, a professé « que les faits de ce genre sont fréquents, et
» que l'on voit *beaucoup de pneumonies et d'autres inflammations*
» *se développer et s'étendre de proche en proche, malgré les sai-*
» *gnées.* »

M. le professeur Louis (*Recherches sur la Saignée*) conclut en ces termes ses recherches sur les effets de la saignée (p. 31) :
« Il résulte des faits exposés dans ce chapitre, que la saignée n'a
» eu que *peu d'influence* sur la marche de la pneumonie, de l'é-
» rysipèle de la face et de l'angine gutturale, chez les malades
» soumis à mon observation; que son influence n'a pas été plus
» marquée dans le cas où elle a été copieuse et répétée, que dans
» ceux où elle a été unique et peu abondante; que par la saignée
» on ne jugule pas les inflammations, comme on se plaît à le dire;
» que dans les cas où elle réussit, c'est qu'il y *a eu erreur de diag-*
» *nostic*, ou parce que *l'émission sanguine a eu lieu à une épo-*
» *que avancée de la maladie*, quand celle-ci était *voisine de son*
» *déclin;* que ce qui a pu en imposer aux praticiens, et leur faire
» croire qu'il était facile de juguler l'inflammation pulmonaire à
» son début, au moyen de larges saignées, c'est que, dans quel-
» ques cas, peu communs à la vérité, la saignée, pratiquée à
» cette époque, est suivie d'une amélioration considérable dans

» les symptômes généraux et dans quelques symptômes locaux, » la dyspnée et la douleur. *Mais les autres accidents persistent,* » *et même augmentent d'intensité et d'étendue, après la première* » *saignée, si elle a été pratiquée à une époque rapprochée du* » *début.* »

M. le professeur Magendie (t. VI, p. 3-32), sur l'inflammation et sur ses causes, dit, en s'adressant à ses élèves : « D'après tou- » tes nos expériences, qui ont un caractère de vérité qui ne peut » être contesté, aurez-vous le courage de saigner pour com- » battre l'épouvantail ridicule des pathologistes (l'inflammation), » lorsque la couenne se montre dans tout état de choses aussi » bien en santé qu'en maladie? Mais, direz-vous, il faut donc » proscrire la saignée dans la pleurésie, la pneumonie? *Et si* » *nous la proscrivons, quelle méthode employer dans ces circons-* » *tances?* Ici, Messieurs, *quoique triste,* je vous avouerai toute » la vérité : si on saigne parce que le sang est couenneux, *on* » *agit contre le fait et le raisonnement*, et à ce titre je *proscris la* » *saignée.* Si on saigne parce que cette opération soulage, di- » minue l'oppression et calme la douleur, parce que les malades » guérissent habituellement par, ou *plutôt après l'emploi* de ce » moyen, alors empirique, j'admets la saignée; mais, *en cons-* » *cience,* je ne pourrais pas affirmer que la maladie n'eût pas » parcouru ses périodes et ne fût arrivée à la guérison *sans sai-* » *gnée.* » Il établit que l'inflammation est le résultat *d'une diffi-* *culté de circulation*, et que ce qui rend le sang moins apte à circuler, ce sont les émissions sanguines, l'introduction dans les veines, d'eau ou de carbonate de fer. Il ajoute : « *Si, au lieu* » d'affaiblir le malade *sous le prétexte de détruire l'inflammation,* » on soutient ses forces, *on verra des guérisons plus rapides* » QU'APRÈS LES SAIGNÉES *abondantes et répétées.* »

Laennec (p. 613) : « Par la saignée dans la pneumonie, on ob- » tient presque toujours une diminution de la fièvre, de l'oppres- » sion, de l'expectoration sanglante, qui *fait croire aux malades*

» *et aux assistants que la convalescence va commencer;* mais au » bout de quatre-vingt-quinze heures, *les accidents reprennent* » *une nouvelle intensité,* et la même chose a souvent lieu *cinq* » *ou six fois de suite, après autant de saignées coup sur coup.* »

M. Andral, dans sa *Clinique Médicale* (t. v, p. 293) : « Souvent les saignées réussissent dans les congestions cérébrales, et font disparaître plus ou moins promptement les accidents ; mais plus d'une fois aussi, *vainement multiplie-t-on les pertes de sang,* les signes de congestion ne s'évanouissent pas; ou bien, s'ils diminuent ou disparaissent immédiatement après que la veine a été ouverte, *ils ne tardent pas à se reproduire avec autant d'intensité qu'auparavant.* Dans quelques cas même, *on les rend plus forts à mesure que, par des saignées répétées, on affaiblit l'individu.* »

« Sous l'influence de la saignée, dit-il encore, les simples *signes d'une congestion cérébrale se transforment quelquefois en ceux d'une attaque d'apoplexie.* »

Dans le même ouvrage (t. III, p. 3), M. Andral dit : « Nous » trouvons de bien fréquents exemples de phlegmasies qui, atta- » quées dès le début, ou pendant leur cours, par *d'abondantes* » *saignées, n'en continuent pas moins leur marche,* soit qu'elles » doivent se terminer par la santé ou la mort. *Il y a,* je crois, » *très-peu de cas dans lesquels une maladie puisse être enlevée* » *tout-à-coup par des émissions sanguines.* »

Ainsi donc, *l'aveu des chefs* de la Faculté, les *analyses chimiques* aussi bien que les *faits chimiques,* PROUVENT que les *pertes de sang,* même les plus abondantes, *n'empêchent ni les congestions ni les inflammations de persévérer,* quoique ces maladies soient reconnues théoriquement les seules favorables à l'emploi de la saignée; mais qu'au contraire *elles les favorisent.* Il y a mieux encore : car ils ont constaté que les congestions et les inflammations, bien loin de reconnaître pour cause la surabondance de sang, la pléthore, se développent avec plus de facilité, de fréquence et d'intensité, chez les sujets affaiblis par les émissions sanguines, les hémorrhagies, ou les maladies de longue durée, et que cet état de faiblesse, de prostration des forces, est la condition la plus favorable à l'invasion des maladies chroniques de toute espèce. C'est encore là ce qu'exprime M. Andral (t. v, p. 240) : « N'est-ce pas une chose digne d'attention que les *congestions cérébrales* atteignent des individus maigres, faibles, affectés de maladies chroniques, qui semblent être dans des conditions tout opposées à celles que l'on donne ordinairement comme favorisant les congestions cérébrales ? Nouvel exemple à ajouter à ceux qui prouvent que la facilité avec laquelle les congestions locales se produisent, n'est pas toujours *en raison directe de leur état pléthorique.* »

Nous l'avons vu, M. Dubois (d'Amiens) a dit : « Ce qui con-
» court à prouver que les *congestions sont dues à* DES PHÉNOMÈNES
» ESSENTIELLEMENT VITAUX, et qu'elles sont indépendantes de la
» masse plus ou moins considérable du sang, c'est qu'elles ar-
» rivent avec plus de fréquence encore chez *les sujets les plus*
» *faibles, les plus irritables*, et chez lesquels, *en même temps*,
» CETTE MASSE DU SANG EST TRÈS-PEU CONSIDÉRABLE. »

M. Chomel a professé que la pléthore n'est pas l'unique, ni même la principale cause des inflammations ; que celles-ci se développent *au contraire plus facilement chez les sujets faibles et épuisés*, et que la seule différence est que, chez les premiers, elles ont des caractères tranchés, évidents, tandis que chez les seconds elles ont souvent une marche latente.

M. le professeur Velpeau a dit que les émissions sanguines sont loin d'être un remède efficace contre l'érysipèle, et que les érysipèles les plus graves, au contraire, se développent le plus souvent chez les individus soumis récemment à des opérations douloureuses, dans lesquelles ils avaient perdu beaucoup de sang, ou qui avaient amené d'abondantes suppurations ; qu'on les voyait survenir encore chez les sujets qui, pour d'autres inflammations, telles qu'ophtalmies, etc. etc., venaient d'être soumis à d'abondantes évacuations de sang.

M. Andral a professé (*Cours de Pathologie*) : « Que les individus doués d'un tempérament sanguin, *pléthorique,* ne sont » *pas plus disposés que les autres aux inflammations;* que, seulement, chez eux la réaction générale est plus vive; qu'à mesure que les individus s'affaiblissent et *perdent du sang,* on *voit* » *croître* chez eux *la disposition aux inflammations;* qu'aussi on » voit presque toujours les *individus débilités* par une maladie » chronique, succomber, non à cette maladie, mais à une *inflam-* » *mation aiguë* intercurrente. »

M. Louis termine ses recherches sur les effets de la saignée (p. 32), par cette conclusion : « Les maladies inflammatoires ne pouvant être jugulées, on ne doit pas multiplier les saignées pour atteindre ce but IMAGINAIRE. IL NE FAUT PAS OUBLIER, D'AILLEURS, QU'UN CERTAIN DEGRÉ DE FORCES EST NÉCESSAIRE A LA RÉSOLUTION DE L'INFLAMMATION, PUISQU'ELLE EST D'AUTANT PLUS GRAVE ET ENVIRONNÉE DE DANGERS, QUE LES SUJETS SONT PLUS FAIBLES, ET QUE CETTE FAIBLESSE FAVORISE AUSSI LES MALADIES SECONDAIRES.

Ainsi, on reconnaît qu'à *l'organisme vital est confiée la mission de résoudre la maladie,* c'est-à-dire de la vaincre, et que, pour y parvenir, il a besoin de ses forces. Mais alors, pourquoi l'énerver par des saignées, quand surtout ces saignées n'attaquent pas le moins du monde LA CAUSE de l'inflammation, comme nous allons le voir? Ne vous apercevez-vous donc pas que les *maladies secondaires* dont vous vous plaignez, ne sont que le résultat de cette faiblesse dans laquelle *votre traitement a plongé le malade;* faiblesse qui a tué sa réaction vitale contre l'agent morbifère qui, par conséquent, continue de sévir.

M. Andral, dans son *Essai d'Hématologie*, a donné l'explication

du fait généralement reconnu de la prédisposition des sujets débilités à contracter des inflammations : « En raison du fait cons-
» tant de la diminution des globules du sang dans les cas d'affai-
» blissement de l'économie, la fibrine se trouve être en excès; d'où
» il suit que dans l'anémie spontanée ou dans celle qui survient
» vers la fin de beaucoup de maladies chroniques, les rapports des
» principes constituants entre eux sont devenus tels, que ce liquide
» est alors plus près que dans toute autre circonstance du change-
» ment de composition qu'il reçoit de la phlegmasie; il existe donc
» dans le sang une sorte de PRÉDISPOSITION à ce dernier état. » Et ce que M. Andral vient de dire de cette prédisposition aux inflammations, par suite de la prédominance relative de la fibrine que l'anémie entraîne dans le sang, doit s'appliquer aussi aux émissions sanguines, qui ont également pour effet, comme il l'a établi dans le même ouvrage, *d'abaisser le chiffre des globules, et d'élever relativement celui de la fibrine.*

Mais il convient de donner quelques explications nécessaires à la parfaite intelligence du passage que nous venons de rapporter. Les voici : le sang est composé de deux parties principales, *les globules* et *la fibrine.* S'il résulte des expériences de M. Andral, que, dans toutes les inflammations, *sans exception aucune, la fibrine se trouve en excès,* il est également démontré que, dans des maladies d'un autre ordre, généralement parlant, caractérisées par la débilité, telles que les fièvres intermittentes, la chlorose, le typhus, etc., etc., les globules du sang sont diminués sans que la fibrine le soit, ce qui établit entre ces parties un défaut d'équilibre nécessaire au maintien de la santé. Or, quel est l'effet constant de la saignée? De diminuer les globules et d'augmenter la fibrine. *Donc, si l'on saigne dans les maladies inflammatoires, on les aggrave en rendant la fibrine plus abondante encore;* donc, aussi, les émissions sanguines ajoutent à la faiblesse naturelle et caractéristique de la fièvre typhoïde, intermittente, etc., etc. Alors, ne sommes-nous pas autorisés à conclure pour le rejet de la saignée, comme étant, non-seulement une pratique complètement inutile, mais essentiellement irrationnelle et mauvaise dans ses effets ?

Mais poursuivons nos citations, car nous ne voulons pas que la plus petite parcelle d'ombre voile la vérité que nous avons à cœur de montrer dans tout son jour : « Si maintenant on suppose, dit M. Andral, l'existence d'une inflammation chez un individu qui est à l'état d'anémie, que doit-il arriver ? Chez lui, tous les organes se trouvent placés dans des conditions spéciales de nutrition et de vitalité ; tous les organes vivent réellement moins, puisqu'ils ne reçoivent plus en quantité suffisante le liquide sans lequel il ne pourrait y avoir de vie pour eux ; mais ce n'est pas impunément qu'existera une pareille disposition : alors, on verra l'inflammation la plus légère avoir les plus graves conséquences, et produire rapidement les plus fâcheux symptômes ; elle trouvera, si je puis ainsi dire, *l'économie sans défense.* » (*Traité d'Anatomie pathologique*, t. I, p. 88.)

Ainsi, la gravité de l'inflammation est en raison directe de l'affaiblissement de l'économie, qui, dans cet état d'anémie, est privée de ses moyens de défense. Alors, pourquoi *la diète et la saignée*, qui énervent et jettent dans la prostration vitale ?

Or, si ce n'est point la surabondance du sang qui détermine les inflammations et les entretient, et s'il est, au contraire, démontré qu'elles sont d'autant plus graves que la masse de ce liquide est plus AMOINDRIE, il y a donc en dehors du sang une autre CAUSE d'entretien de toutes les maladies inflammatoires.

« En tirant du sang, dit M. Andral, on dégorge *mécaniquement* la partie congestionnée ; mais par les saignées, soit locales, soit générales, on ne détruit en aucune façon CETTE AUTRE CAUSE INCONNUE, sous l'influence de laquelle un organe s'est congestionné. VAINEMENT ALORS MULTIPLIERAIT-ON LES ÉMISSIONS SANGUINES ; IL NE RESTERAIT QU'UNE SEULE GOUTTE DE SANG DANS L'ÉCONOMIE, QU'EN DÉPIT DES SAIGNÉES ELLE FLUERAIT LA OU L'APPELLERAIT LA CAUSE STIMULANTE ; C'EST DONC CELLE-CI, BIEN

PLUS QUE LA CONGESTION, QUI N'EST QU'UN SIMPLE EFFET, QU'IL S'AGIRAIT DE CONNAITRE ET DE COMBATTRE. »

M. Andral a parfaitement raison : C'EST CETTE CAUSE INCONNUE QU'IL S'AGIRAIT DE CONNAITRE ET DE COMBATTRE ; mais les saignées ne la combattent pas. A quoi donc servent-elles? A débiliter le patient.

Lorsque, en effet, une cause de perturbation vitale agit plus particulièrement sur un appareil organique et le rend le siége d'une action inflammatoire, en vain multiplie-t-on les saignées, le sang continue à affluer vers la partie sur laquelle la nature opère le mouvement fluxionnaire, afin d'y concentrer le principe morbifère. Mais, pour donner une idée de ce travail conservateur, supposons une épine enfoncée dans un doigt, et nous verrons presque aussitôt le sang y affluer, attiré par la douleur locale. Plus tard, la partie rougit, s'enflamme, s'ulcère, et le corps étranger sort avec le pus, au milieu duquel il était. Tant que l'épine restera dans les chairs, elle sera une cause de douleur, et cette douleur une cause d'afflux d'humeurs : *ubi dolor, ibi fluxus*. Or, que fera la saignée en pareil cas? Arrachera-t-elle l'épine? On n'oserait le prétendre. Arrêtera-t-elle la fluxion, l'engorgement, la douleur? Non.

Mais alors, pourquoi saigne-t-on dans ces cas? Parce que c'est l'usage consacré, et que l'ancienne école ne connaît aucun moyen *d'agir* DIRECTEMENT SUR LE TROUBLE DYNAMIQUE.

M. Andral revient encore sur le même sujet (p. 132) : « Enfin, au milieu de cet état anémique, une congestion de sang » s'opéra néanmoins là où des piqûres pratiquées pour faire couler la sérosité avaient appelé une légère irritation ; preuve, entre » mille autres, que la production des inflammations ne dépend » pas *d'un état* PLÉTHORIQUE. Quand même il ne resterait qu'une » seule goutte de sang dans l'économie, elle fluerait vers le point » irrité. C'est là, pour le dire en passant, une des grandes objections qu'on peut faire à la méthode généralement adoptée

» en France, qui consiste à ne combattre tout travail inflamma-» toire que par des émissions sanguines plus ou moins abon-» dantes. Il est bien certain que si, par ce moyen, on opère un » dégorgement momentané dans la partie enflammée, ON NE DÉ-» TRUIT EN AUCUNE MANIÈRE LA CAUSE INCONNUE SOUS L'INFLUENCE » DE LAQUELLE LE SANG, SOUSTRAIT AUX LOIS ORDINAIRES DE LA » CIRCULATION, TEND A S'ACCUMULER SANS CESSE DANS LE POINT » OU EXISTE LE TRAVAIL INFLAMMATOIRE. »

Terminons par l'opinion de l'École de Montpellier, exprimée par son vénérable et savant doyen. (On a pu remarquer que nous n'avons invoqué que le témoignage des *professeurs de l'École de Paris.*)

« La saignée jusqu'au blanc est le *knout* de la thérapeutique; » elle met *ceux qu'elle n'a pas tués* dans l'impossibilité de pré-» senter des symptômes pendant quelque temps; mais tout » comme les Russes ainsi fustigés retombent souvent dans la » faute qui leur avait mérité cette punition, de même *l'affection » qui avait donné lieu à la saignée, reproduit les mêmes symp-» tômes dès que le système a assez de force pour les former.* Ne » vous semble-t-il pas que ces correcteurs et ces thérapeutistes » sont de même force? »

On ne saurait contester, nous l'espérons, que l'Ecole de Paris a *reconnu, écrit* et *professé* que les émissions sanguines ne s'adressant point *à la cause* des inflammations, ne les empêchent ni de se développer, ni de parcourir leurs périodes, et que, au contraire, en épuisant les malades, elles les exposent à d'autres graves phlegmasies, soit aiguës, soit chroniques. *Et n'est-ce pas précisément l'opinion que Hahnemann a soutenue?* Seulement il a conclu qu'il fallait proscrire les émissions sanguines, tandis que la médecine de Paris n'en a pas moins persisté à les regarder comme indispensables, et à en faire la base de sa thérapeutique *rationnelle.* En présence de telles conclusions, l'étonnement fait place au doute, et l'on se demande si une pareille logique n'a pas sa raison dans quelque point de la question que nous aurions laissé dans l'ombre. Cette raison existe, en effet, nous devons le dire; les faits, interprétés à un certain point de vue, ont bien pu entretenir l'erreur dans laquelle nous voyons l'ancienne Ecole; les émissions sanguines sont loin de paraître toujours impuissantes, et soit qu'elles modifient *indirectement* l'état morbide, soit que la maladie guérisse *malgré* leur emploi, à ne considérer *que leurs effets immédiats*, elles ont pu bien souvent en imposer sur la mesure de leur efficacité. Ceux-là même parmi les médecins qui se sont fait le moins d'illusion sur leurs résultats, ont été entraînés à les employer presque exclusivement par la force des doctrines médicales qu'ils avaient acceptées, et par l'ignorance où ils étaient DE PROCÉDÉS DIRECTS CAPABLES DE COMBATTRE LES MALADIES DANS LEUR CAUSE. Sans cela, verrions-nous les esprits les plus éclairés de l'ancienne Ecole, tomber dans ces *contradictions* dont nous venons de relever les traits les plus saillants, mais qui éclatent d'une manière bien plus frappante encore dans les innombrables faits de leur pratique? Comme dernière preuve de cette inconséquence, nous ne pouvons nous empêcher de signaler le raisonnement que reproduit chaque jour M. le professeur Bouillaud, dans ses leçons cliniques : a-t-il à traiter un sujet faible, anémique, dont l'épuisement lui commande d'employer avec mesure les émissions sanguines, il exprime alors son regret de ne pouvoir recourir à sa méthode héroïque *des saignées coup sur coup, qui juguleraient,* selon lui, infailliblement l'inflammation. D'où il suit que M. Bouillaud, dans ces cas, regrette que le sujet n'ait pas plus de sang, *pour lui en ôter, et le mettre précisément dans l'état de faiblesse où il déplore de le trouver.*

Nous terminerons en disant que toutes les écoles s'écrieront :

« Les émissions sanguines n'ont point d'effets directs sur les in-
» flammations; loin de les empêcher de suivre leur cours, elles

» favorisent leur développement et les rendent plus graves; cependant, il faut toujours employer les émissions sanguines; il » faut les employer énergiquement, et les malades ne succomberont que lorsqu'ils n'auront plus assez de sang pour être saignés. »

Les doctrines allopathiques ne devraient-elles pas gémir de leur impuissance, la confesser humblement, et, par des études nouvelles, chercher ailleurs la vérité? Mais il n'en est pas ainsi; elles portent si loin, au contraire, l'aveuglement et l'infatuation, qu'elles se montrent passionnément et ridiculement hostiles à toute pensée, à toutes découvertes utiles qui viennent les infirmer. De là, cet ostracisme dont elles ont voulu frapper l'homœopathie; ostracisme dont il ne leur restera que le regret et la honte, lorsque bientôt, ayant percé le nuage dont l'obscurantisme médical cherche à l'envelopper, la doctrine d'Hahnemann apparaîtra aux yeux de tous dans l'éclat de sa virtualité bienfaisante.

Si l'on doutait encore de l'inutilité ou des mauvais effets du traitement des émissions sanguines, de la diète dans les maladies inflammatoires, il suffira de jeter les yeux sur la statistique que nous avons précédemment donnée, et où l'on a vu que dans le relevé général de la pneumonie traitée dans les hôpitaux, les services où les saignées étaient pratiquées, la mortalité a été de TRENTE POUR CENT, et là où les saignées ne l'étaient pas, la mortalité n'a été que de QUINZE POUR CENT. L'homœopathie, elle, n'a perdu que CINQ POUR CENT.

Or, le fait pratique vient confirmer les enseignements de la théorie : n'est-ce pas imprimer à la vérité le signe caractéristique qui doit la faire reconnaître?

SECTION III.

SUR LA MATIÈRE MÉDICALE ALLOPATHIQUE.

La médecine allopathique ne connaît pas la virtualité propre, l'appropriation à l'état morbide des médicaments. Pour en juger, il suffit de savoir le jugement qu'en ont porté les auteurs les plus recommandables de cette même École.

Le professeur de la Faculté de Médecine Rostan :

« Aucune science humaine n'a été et n'est encore infectée de plus de préjugés que la matière médicale. Chaque dénomination de classe de médicaments, chaque formule même, est, pour ainsi dire, une erreur.... Un formulaire (c'est le *Codex* ou le *vade mecum* de l'allopathie) qui a paru récemment, nous apprend à faire des potions incisives, des loochs verts, des hydragogues, des emménagogues, des résolutifs, des détersifs, des anti-septiques, des anti-hystériques, etc., etc.; un autre, des apozèmes laxatifs, sudorifiques, un baume acoustique, un baume de vie, de vie externe, nerval, ophtalmique, etc., etc.; je m'arrête, dit-il, je n'ai parcouru que *deux pages* du *Formulaire magistral*. Est-il possible de n'être pas *rebuté* par ces DÉGOUTANTES ABSURDITÉS? *Nous pensons que ces sottises surannées doivent être renvoyées au quinzième siècle.* »

Le célèbre Bichat : mettons à profit la verve de son style et l'autorité de son génie :

« A quelles erreurs ne s'est-on pas laissé entraîner dans l'emploi et la dénomination des médicaments? On créa les *incisifs* quand on crut à l'*épaississement des humeurs*. Quand il fallut envelopper les *acres*, on créa les *invisquans*, les *incrassans*, etc. Ceux qui ne voient que relâchement ou tension des fibres dans les maladies, que *laxum et strictum*, comme ils le disaient, employèrent les *astringents* et les *relâchants;* les rafraîchissants et les échauffants furent mis en usage surtout par ceux qui eurent spécialement égard, dans les maladies, à l'excès ou au défaut de calorique. Des moyens identiques ont eu souvent des noms différents, suivant la manière dont *on croyait* qu'ils agissaient. *Désobstruant* pour l'un, *relâchant* pour l'autre, *rafraîchissant* pour un autre, *le même médicament a été tour-à-tour employé* dans *des vues différentes, et même opposées*; TANT IL EST VRAI QUE L'ESPRIT DE L'HOMME MARCHE AU HASARD QUAND LE VAGUE DES OPINIONS LE CONDUIT.

» Il n'y a pas, *en matière médicale*, de systèmes généraux; mais cette science a été tour-à-tour influencée par ceux qui ont dominé en médecine; chacun a reflué sur elle, si je puis m'exprimer ainsi : de là, le vague et l'incertitude qu'elle nous présente aujourd'hui. Incohérent assemblage d'opinions elles-mêmes incohérentes, elle est peut-être, de toutes les sciences physiologiques, celle où se peignent le mieux les travers de l'esprit humain; que dis-je? *Ce n'est point une science pour un esprit méthodique : c'est un assemblage informe d'idées inexactes, de moyens illusoires, de formules aussi bizarrement conçues que fastidieusement assemblées. On dit* QUE LA PRATIQUE DE LA MÉDECINE EST REBUTANTE : JE DIS PLUS, *elle n'est pas*, sous certain rapport, CELLE D'UN HOMME RAISONNABLE, QUAND ON EN PUISE LES PRINCIPES DANS LA PLUPART DE NOS MATIÈRES MÉDICALES. »

On multiplierait les citations.

On le voit, de son propre aveu, la médecine de l'Ecole n'a pas le plus léger fil conducteur pour la guider parmi les mille sinuosités du labyrinthe de la thérapeutique.

Mais qu'on ne croie pas que les célébrités médicales dont nous venons de rapporter les opinions sur la thérapeutique et la matière médicale, mise en usage par les différents systèmes allopathiques existants aujourd'hui, soient les seuls dont la critique se soit exercée sur ce sujet. Haller, Boerhave, avaient tenu le même langage; le fameux Sthall, en parlant de la matière médicale, avait même dit : « *Est-ce qu'une main hardie ne nettoiera pas cette étable d'Augias?* »

Pour montrer combien doit regretter l'ancienne École de n'avoir aucun *criterium* propre à spécifier les rapports de *concordance* du *remède* avec la *maladie,* citons un exemple : disons quels sont les nombreux médicaments prônés contre la *fièvre puerpérale.*

1° Décoction de ciguë vireuse en injection (Autenricth).

2° Plantes aromatiques avec vinaigre, esprit de sel, esprit de vitriol (Sylvius).

3° Glace à l'intérieur et à l'extérieur (Michaelis et Brandis).

4° Chamomille à l'intérieur et en injections (Richter).

5° Huile de ricin pour purgatif (Hulme).

6° Opium, borax, mercure ( ).

7° Belladone à l'extérieur (Mioles).

8° Tartre stibié comme altérant (Bush).

9° Tartre stibié comme émétique (Dennman).

10° Calomel à l'intérieur (Smellic).

11° Bains avec sel de cuisine, onguent mercuriel, digitale à l'intérieur.

12° Sénéga (Smellic).

13° Liniment volatil, teinture de cantharides à l'extérieur, valériane, serpentin, musc, lactucaire, arnica, électricité, acupuncture, sabine, myrrhe, rue.

14° Quinquina (Leake).

15° Camphre (P. Frank).

16° Ipécacuanha (Doulat).

17° Bains de vapeur (Chaussier).

18° Sulfate de magnésie (Colingwood).

19° Colombo (P. Frank).

20° Huile de croton, à l'intérieur (Dewes).

21° Kermès minéral (Doulat).

22° Carbonate de potasse (Guinot).

23° Aloès (Fréd. Hoffmann).

24° Acide hydrocianique (Inglebi).

25° Castoreum (Oxley).

26° Mercure associé à la belladone (on oublie que *belladone* est ANTIDOTE de *mercure*).

« Quel arsenal de drogues ! et qu'on en a peu tiré profit, dit le docteur Roth ; la plupart de ces médicaments ont été mêlés ensemble, ou se sont succédé si rapidement, qu'il est impossible d'en deviner l'effet véritable ! Si, au moins, *on avait décrit avec soin les formes de maladie contre lesquelles on a employé l'un ou l'autre !* Mais ce n'est pas le cas chez les auteurs. Nulle part on ne découvre UN PRINCIPE RÉGULATEUR ; les médicaments et les poisons les plus violents sont administrés aux malades à tout hasard. »

Tels sont, en général, les résultats donnés par l'expérience de la médecine scholastique, et rien ne prouve mieux sa pénurie que cette foule de médicaments PRÔNÉS ET ABANDONNÉS TOUR-A-TOUR. On a dit que ces remèdes pouvaient être utiles ; mais, en attendant qu'on en ait la certitude, il faut sans doute les essayer les uns après les autres : on finira ainsi par arriver à celui qui convient ; et comme aucun de ces remèdes ne sont connus dans leur action *complète*, il sera impossible de les *individualiser* au cas morbide que l'on aura à traiter ; inutile dans un cas, il ne le sera pas dans un autre. On voit la nécessité d'avoir *un guide* pour expérimenter.

Ce que nous avons rapporté suffit, sans doute, pour prouver surabondamment la fausseté et la nullité des principes sur lesquels reposent les doctrines de l'Ecole actuelle et de celles qui l'ont précédée. A l'appui de notre thèse, nous faisons la citation suivante ; elle est curieuse. M. Magendie, membre de l'Institut, professeur au Collége de France, disait dans son cours d'ouverture :

« La médecine ne peut exister qu'à la condition que les malades aient foi en elle et qu'ils viennent réclamer ses secours; ce n'est pas par la théorie qu'elle vit, c'est par la clientèle. Or, il est impossible aujourd'hui de se le dissimuler, une certaine partie abandonne la médecine classique, qu'on appelle ironiquement la vieille médecine, et les malades vont se livrer corps et biens à ce qu'ils nomment la médecine nouvelle, croyant s'associer au progrès de l'intelligence.

» L'homœopathie, car c'est à elle surtout que je fais allusion, ne se propose rien moins que de renverser tout l'édifice médical. Savez-vous ce qu'elle possède de spécifiques? Plus de trois cent cinquante.

» Ceci nous ramène à une question que j'ai maintes fois soulevée, et que, depuis plus de dix ans, je cherche à résoudre par l'expérience. C'est celle-ci : Quelle est l'influence du traitement sur la marche des maladies?

» Dans les hôpitaux, comme dans la pratique civile, il faut d'abord faire la part du moral du malade. Or, nul doute que le malade qui prend un médicament n'éprouve déjà du bien-être par la conviction où il est d'en éprouver un mieux sensible.... Maintenant, si ce mieux arrive, quelle sera la part du médicament? La médecine est toujours portée à attribuer la guérison aux moyens qu'elle a mis en usage; mais, sachez-le bien, *la maladie suit le plus habituellement sa marche, sans être influencée par la médication dirigée contre elle.* Aussi, il vous arrivera de cruels mécomptes : tel médicament aura *réussi dans un cas* grave en apparence, qui *échouera dans un autre cas* rationnel moins dangereux, sans que vous puissiez vous en attribuer en aucune manière le succès ou l'échec. (Quel aveu en faveur de l'homœopathie, qui, elle, *individualise* chaque cas morbide!)

» Ces considérations nous expliquent tout naturellement les

cures dont l'homœopathie est si fière. L'homœopathie, au lieu d'employer la saignée, dépose gravement sur la langue du malade un globule *d'aconit*, que celui-ci avalera avec confiance et componction; puis, vous voyez la maladie s'amender! C'est qu'elle se fût amendée tout aussi bien sans ces globules, pourvu toutefois que quelque pratique bizarre eût parlé à son imagination. Il faut quelque peu de simplicité pour croire qu'un globule, préparé d'après les formules d'Hahnemann, contienne un principe actif; mais aussi il faudrait ne point avoir observé de malades pour nier que ce même globule n'ait souvent un puissant effet moral. On ne m'accusera pas de partialité envers l'homœopathie; eh bien! je crois fermement qu'un *médecin guérira plutôt un malade avec des globules, si ce malade a foi en l'homœopathie,* qu'avec *des médicaments, si ceux-ci inspirent de la défiance.*

» Depuis plus de dix ans, je n'ai pas eu besoin de recourir à des saignées plus copieuses (60 à 80 grammes); en d'autres termes, *je me suis plutôt proposé d'agir sur l'esprit des malades que sur la circulation*, et je ne crains pas d'avancer que ma pratique n'en a pas été plus malheureuse. Si je disais toute ma pensée, j'ajouterais que *c'est dans les services où la médecine est la plus active, que la mortalité est la plus considérable.* »

Que penser de ces étranges aveux, qui, pour amoindrir les succès de l'homœopathie, doctrine rivale et redoutée, immolent les doctrines que l'on professe! Eh quoi! M. le professeur, les saignées, les vésicatoires, les moxas, les sétons, les sinapismes, les vomitifs, les potions nauséabondes, les poisons chimiques, d'une activité si redoutable, et dont l'introduction dans la matière médicale vous appartient en grande partie, n'ont guère de valeur, pour la guérison, que l'effet moral que leur emploi produit sur le malade; et l'on peut obtenir un résultat aussi favorable, et même supérieur, avec des globules inertes!... En vérité, si j'étais votre malade, je vous prierais d'inventer quelque autre drôlerie pour me frapper l'imagination, puisque cette méthode de traitement réussit mieux, et qu'elle est douce et sans danger, ce qu'on ne peut pas dire de celle que vous suivez habituellement.

Vous avez, du reste, parfaitement raison : ce sont les médecins les plus sobres et les plus réservés dans l'administration des drogues et des autres moyens thérapeutiques à l'usage de l'allopathie, qui perdent le moins de malades. Or, savez-vous pourquoi? Moins on donne de poison, moins on empoisonne; moins on frappe, et moins on blesse.

Et voilà pourtant cette doctrine, dont les apôtres même font si bon marché, qu'il faudrait respecter! l'arche sainte sur laquelle on ne peut porter la main sans crime!... Et on demeure disciples serviles de doctrines dont on reconnaît l'erreur et les dangers!

Si nous passions ainsi en revue toute la matière médicale de l'allopathie, il deviendrait de plus en plus évident que cette Ecole, qui se prétend *rationnelle*, parce qu'elle est *raisonneuse*, n'a jamais connu *les propriétés réelles* des médicaments qu'elle met en usage; mais qu'elle leur en *crée d'imaginaires*, afin d'arriver péniblement à une concordance d'idées également fictives en thérapeutique et en pathologie. Pauvre Ecole! comment ne trébucherait-elle pas, n'ayant aucun fil conducteur dans la voie ténébreuse où elle s'est engagée!

Pour pouvoir apprécier à leur juste valeur les doctrines allopathiques, il suffit de les mettre en présence. Dans le combat qu'elles se livrent, tout leur clinquant disparaît, et laisse à découvert leur triste nudité. Et cependant elles ont le monopole de l'instruction, qu'elles prétendent garder! Mais alors, pour s'élever à la hauteur de pareilles prétentions, qu'elles fondent donc une Ecole, car elles n'en ont pas et ne peuvent en avoir, dépourvues qu'elles sont de principes, de méthodes, de concordance et d'homogénéité de vues, ainsi qu'elles en font l'aveu. Il n'y a qu'opinions éparses, divergentes, s'entreheurtant et se détruisant les unes les autres : dans cette Babel, chaque maître parle une langue qui n'appartient qu'à lui. Comment les disciples qu'ils ont formé pourront-ils s'entendre entre eux?

Voyez ce que dit la *Gazette des Hôpitaux* : « Je suis, dit-elle, de ceux qui professent que l'Ecole ne représente ni *un principe* ni *une méthode;* je dis plus, qu'elle n'a pas d'enseignement. Qui dit Ecole, dit dogme; qui dit enseignement, dit concordance, homogénéité. A ce point de vue, IL N'Y A PARIS NI ECOLE NI ENSEIGNEMENT. »

Ainsi donc, pour qui résumerait les doctrines qui ont tour-à-tour régné en médecine, n'est-on pas amené forcément à cette conclusion, qu'aucune d'elles *ne présente les caractères de la vérité?* Si quelqu'une, en effet, les avait possédés, son empire se serait établi : grandie et fortifiée par le temps, elle serait aujourd'hui dans toute la plénitude de sa puissance, unanimement reconnue et professée. Mais loin de là : elles se sont succédé *par opposition*, se détruisant les unes les autres, au lieu de procéder par voie de développement, ce qui prouve leur insuffisance, et même leur commune fausseté.

Pour que la science médicale soit définitivement fondée et qu'elle prenne le rang qui lui convient parmi les sciences exactes, il lui faut *une loi générale* dominant tous les faits de physiologie, de pathologie, de thérapeutique, et à laquelle on puisse les rattacher tous par l'analyse et la synthèse; une loi, en un mot, comme celle dont la physique doit la découverte au génie immortel de Newton.

L'homœopathie *a donné cette loi*, cette base définitive, car elle est en possession d'une loi pathologique, d'une loi thérapeutique, d'où naissent, et autour desquelles viennent se grouper tous les faits de maladie, de traitement et de guérison. Exposons donc cette doctrine; mais, auparavant, disons quelques mots du spiritualisme médical.

TROISIÈME PARTIE.

HOMŒOPATHIE.

CHAPITRE PREMIER.

Spiritualisme médical

L'homme est l'union de deux CAUSES ACTIVES *non matérielles*, appelées : l'une, âme, ou *spiritus;* l'autre, principe vital ou *anima vivens*, et d'un corps ou ensemble de parties matérielles qui sont les *instruments* de ces causes. Donc, âme, force vitale ou dynamique, et matière : voilà l'homme.

Saint Paul n'a-t-il pas dit (v. 23) : « Que Dieu vous sanctifie en tout, afin que tout ce qui est en vous, l'*esprit,* l'*âme* et le *corps*, se conservent sans tâche pour l'avènement de Jésus-Christ. » « Jésus-Christ, dit saint Cyrille, a pris tout ce qui constitue la nature humaine, à savoir, le *corps*, l'*âme* et l'*esprit.* » Saint Irénée : « *La chair* prise à part n'est pas l'homme ; elle est seulement le corps de l'homme et une partie de l'homme. *L'âme* seule n'est pas davantage l'homme ; elle n'est que l'âme de l'homme et une partie de l'homme. *L'esprit* n'est pas non plus l'homme, car il se nomme esprit, et non pas homme. Mais le mélange et la réunion de tout cela constitue l'homme parfait. » (*Contra hæres.*, lib. V, cap. VI.) Origène dit expressément que l'homme est composé d'un *corps*, d'une *âme* et d'un esprit. (*Princ.*, lib. III, cap. IV.) Saint Augustin : « Il ne peut y avoir que trois sortes de créatures : la créature spirituelle, qui excelle dans les anges ; la créature animale, qui se manifeste dans la vie des bêtes ; la créature corporelle, qui est visible et tangible. Or, toute créature se trouve aussi dans l'homme, parce que l'homme est composé de l'*esprit*, de l'*âme* et du *corps*. » (Saint Augustin, n° 53. *Exp.*)

Dans l'homme pris isolément, il y a une hiérarchie entre l'AME et le PRINCIPE VITAL, entre le principe vital et *ses instruments*.

L'âme est libre, *spontanée* dans ses actes, et par conséquent responsable. Les circonstances du monde extérieur et de tout ce qui n'est pas le *moi* moral, ont, sur cette cause, une influence secondaire ; elle seule est *efficiente ;* le reste n'a valeur que de puissance *sollicitatrice* ou occasionnelle.

La puissance vitale est *une* et indivisible : elle a des facultés ou pouvoirs actifs avec lesquels elle préside aux fonctions dont l'*âme* (spiritus) n'a pas conscience. Elle est comme la cause première ou le point d'appui central autour duquel tous les actes de la vie *animale* se déploient et se succèdent. Mystérieux, ce principe dirige, non pas à son gré, mais d'après des lois fixes et universelles, la succession constante et régulière des phénomènes vitaux, soit dans l'état de santé, soit dans celui de maladie. Il veille à la conservation de nos organes, préside à leurs besoins, à leurs goûts, à toutes leurs fonctions en un mot ; c'est lui qui, dans les moments d'orage, résiste aux causes de destruction, les détruit ou les expulse par un travail constant et énergique, et s'efforce de rétablir entre tous les organes cette concordance, cette harmonie indispensable à la vie, que des causes délétères, morbifiques, tendent constamment à détruire. Le spiritualiste compare le corps, *en tant que vivant*, à un orchestre dont les organes sont les membres, et le principe vital le chef : la vie est un concert. La force vitale est à l'organisme ce que la Providence est à l'univers. Ainsi, de même que la Providence organise, gouverne et conserve l'univers, de même aussi la force vitale forme, régit et conserve l'organisme. C'est en ce sens qu'on peut dire avec raison que l'organisme est un petit monde : c'est ce qu'a exprimé saint Augustin en disant : *Parvulus mundus est homo.* Mais si les organes sont soumis à l'*unité vitale*, celle-ci, à son tour, est subordonnée à l'*activité* morale; la science des rapports du physique et du moral est celle de l'alliance de ces deux causes. De là résulte donc que l'être humain est une trinité avec hiérarchie, et qu'à ce point de vue, l'homme est semblable à un vaisseau dont le capitaine est l'âme; le pilote, le principe vital; la carcasse, les agrès, les organes.

La vie est donc une force dynamique primordiale qui s'unit à la matière pour l'organiser, lui donner la sensibilité et le mouvement, et faire de cette matière organisée et vivante, les instruments dont l'âme se sert pour la manifestation et l'exercice de ses facultés. Mais elle n'est pas *le résultat* d'une prétendue propriété active de la matière, comme l'ont prétendu certains physiologistes.

Pour vous en convaincre, soumettez un œuf à l'incubation; qu'arrivera-t-il, s'il n'est pas fécondé ? Il se décomposera en putrilage et en gaz fétides. Mais s'il a reçu le germe de vie, ce principe élaborera les matériaux que la coque de cet œuf renferme, et il en formera l'organisation d'un poulet. Il est donc bien évident que c'est la vie qui, en s'unissant à la matière, la transforme en corps organisé, et lui donne le pouvoir de résister à l'action des causes chimiques qui tendent sans cesse à la disgrégation de ses molécules. Si, d'ailleurs, la vie était une *qualité intrinsèque* de la matière, l'existence se maintiendrait tant que durerait l'organisation, et alors on ne verrait pas la mort précéder toujours la décomposition des corps. Dans cette hypothèse encore, l'activité et la puissance vitale devraient être en raison directe de la masse des individus. Or, c'est le contraire qu'on observe. Comment encore expliquer la mort subite à la suite d'une émotion morale, si la vie n'est pas *une?* Est-ce parce que les poumons, le foie, la rate, le cerveau, ont été instantanément frappés dans leur sensibilité, leur contractilité, leur irritabilité organiques, qu'on est mort de chagrin, de joie ou de colère? Mais les autres organes devraient vivre et continuer à fonctionner, si chacun a sa vie à part de celle des autres. Non, cela n'est pas, parce qu'il y a en nous *unité* vitale, *principe dynamique,* principe déposé dans l'œuf par la fécondation.

Le germe des végétaux eux-mêmes porte en lui le principe de vie nécessaire pour leur donner, en les développant, les qualités identiques à celles de l'individu qui l'a produit. Les animaux aussi ont leurs facultés qui leur sont propres, des instincts, des aptitudes industrielles qu'ils manifestent au moment où ils voient le jour. L'araignée, à peine éclose, tisse sa toile; le poulet, au sortir de l'œuf, court après la graine; le canneton se met à la nage; l'enfant nouveau-né, le chien, s'attachent au sein de la mère : tous ces êtres agissent ainsi au moyen du *principe de vie* qui les anime. Mais quel est ce principe de vie? Mystère, mystère impénétrable!

Allons plus loin. Rien dans la nature qui ne renferme des causes actives, même les corps inorganiques; ce sont elles qui, rapprochant les molécules de ces corps, les maintiennent en état de cohésion, et constituent la virtualité propre à chacun. Ces mêmes forces, en agissant sur d'autres corps inorganiques, les modifient ou les transforment en produits nouveaux, ainsi que la chimie l'opère chaque jour.

En reconnaissant donc un *principe de vie unique et primor-*

dial, animant et vivifiant l'organisme, n'arrivons-nous pas logiquement, naturellement, à cette conclusion : que la maladie consiste dans la *perturbation de ce même principe vital*, et que c'est à faire cesser ce trouble, *ce désaccord de nature dynamique,* puisqu'il affecte un être de nature dynamique, que la médecine doit s'attacher, et non à modifier l'organisation matérielle au moyen d'agents et de pratiques agissant matériellement.

Aussi, dit Hahnemann : « Quand l'homme tombe malade, cette force active par elle-même, et partout présente dans le corps, est, au premier abord, la seule qui ressente l'influence dynamique de l'agent hostile à la vie. Elle seule, après avoir été désaccordée par cette perception, peut procurer à l'organisme les sensations désagréables qu'il éprouve, et le pousser aux actes insolites que nous appelons maladies. Étant invisible par elle-même, et reconnaissable seulement par les effets qu'elle produit dans le corps, cette force n'exprime et ne peut exprimer son désaccord que par une manifestation anormale dans la manière de sentir et d'agir de la portion de l'organisme accessible aux sens de l'observateur et du médecin, par les symptômes de la maladie. »

Qu'y aurait-il à ajouter à une exposition de principe aussi lucide, aussi logique?

Si la *pathologie* est dynamique, la *thérapeutique* doit l'être également, attendu qu'une force vive ne peut être modifiée qu'au moyen et par l'action d'une force vive. « Notre force vitale étant une force dynamique, l'influence nuisible sur l'organisme sain des agents hostiles qui viennent du dehors troubler l'harmonie du jeu de la vie, ne saurait donc l'affecter que d'une manière purement dynamique. Le médecin ne peut non plus remédier à ces désaccords (les maladies) qu'en faisant agir sur elles des substances douées de forces modificatrices également dynamiques ou virtuelles, dont elle perçoit l'impression à l'aide de la sensibilité nerveuse présente partout. Ainsi, les médicaments ne peuvent rétablir et ne rétablissent réellement la santé et l'harmonie de la vie, qu'en agissant *dynamiquement* sur elle. »

Ceci bien compris, nous allons succinctement exposer la doctrine homœopathique.

Le premier axiôme de l'homœopathie est : La maladie est guérie d'une manière prompte, sûre et durable, par les médicaments ayant vertu de produire chez l'homme sain un groupe de symptômes *analogues* ou *semblables, similia similibus curantur.* (Ne pas confondre identique et semblable; toutes les feuilles de chêne d'une forêt, tous les hommes sont semblables, il n'y en a pas deux identiques.)

Pour que les vertus médicinales d'une substance soient connues, il faut qu'elle ait été essayée sur l'homme sain.

Les doses des médicaments doivent être minimes, comparativement à celles données habituellement.

Voilà toute la doctrine homœopathique, doctrine admirable, dont il n'est pas possible de rompre un anneau sans briser toute son économie.

Racontons, en quelques mots, comment Hahnemann fut amené à la découverte de l'homœopathie.

CHAPITRE II.

Comment a été découverte l'homœopathie.

Après avoir étudié la médecine sous les plus habiles professeurs ; après avoir satisfait aux exigences du service public de grands hôpitaux, alors qu'une clientèle nombreuse accourait, il brisa brusquement tout son avenir, et renonça à la pratique de la médecine : la médecine n'avait plus sa foi.

Cependant, de graves maladies attaquèrent ses enfants ; alors ses doutes, ses scrupules furent à leur comble : le père tremblait pour la vie des siens, le médecin n'avait aucune confiance dans les ressources de l'art. Quelle cruelle incertitude ! Serait-il donc possible, se disait Hahnemann, que la Providence ait abandonné l'homme, sa créature, sans secours certains contre la multitude d'infirmités qui l'assiégent incessamment ? Il se posa cette question dans un moment bien solennel, dans le moment où la tendresse du père veille avec anxiété et prie avec ferveur, où toute prière est écoutée, où toute demande est répondue ; et alors il s'écria : « Non, il y a un Dieu qui est la bonté, la sa-» gesse même ; il doit y avoir un moyen créé par lui de guérir » les maladies avec certitude. » Cet élan de son âme lui fut comme une révélation ; il se mit à la recherche, et telle est l'origine de l'homœopathie.

L'idée qu'il devait exister un moyen de guérir les maladies avec certitude, n'abandonna plus Hahnemann. Un jour, traduisant la *Matière Médicale* de Cullen à l'endroit du quinquina, il fut frappé des *hypothèses multipliées et contradictoires* par lesquelles on avait tenté *d'expliquer son action.*

Ce tableau incohérent d'explications, qui n'expliquaient rien, éveilla son attention. Il résolut de chercher sur lui-même les propriétés d'un agent aussi précieux, et il s'administra le *quinquina.* Ce fut ainsi qu'il découvrit que le *quinquina* produisait chez l'homme sain une *espèce de fièvre intermittente* très-analogue à celle que ce médicament guérit le mieux, et *qu'en outre*, il faisait naître une foule d'autres symptômes très-variés, dont il n'avait jamais été question dans les matières médicales. Mais était-ce là un fait isolé?

Arrivé à ce point, il ne pouvait rester sous le poids de l'incertitude; l'expérience seule pouvait en décider; il n'hésita pas à l'interroger avec un zèle et une patience que la perspective d'un grand but à atteindre pouvait seule soutenir. Hahnemann s'adjoignit quelques amis disposés à coopérer à ses travaux. Rien ne lui coûta pour arriver à ses fins. Privations, souffrances journalières, et souvent très-pénibles, causées par l'ingestion répétée de petites doses des poisons les plus actifs, il se soumit à tout pendant des années entières pour arriver à la connaissance de cette loi qu'il cherchait avec tant d'ardeur. Il la vit partout la même. Plus de doute; l'expérience a parle : LA LOI THÉRAPEUTIQUE EST TROUVÉE, et PAR ELLE LA SCIENCE EST ASSISE SUR UNE BASE CERTAINE. Désormais, le rapport naturel et véritable du médicament à la maladie, et de la maladie au médicament, est découvert : c'est la *loi des semblables.* Il reconnut à quel degré d'imperfection se trouvait l'étude des propriétés pathogénétiques des médicaments. Tout était à créer dans cette branche de la science. On ne connaissait des principaux agents médicaux que les symptômes les plus saillants; et sans même s'embarrasser de rechercher si ces effets tumultueux appartenaient réellement à l'action *directe* de chaque substance, ou s'ils n'étaient pas plutôt causés par une *réaction* violente de l'organisme, s'efforçant de rejeter au dehors la force ennemie qui l'attaquait, on avait classé les agents thérapeutiques, suivant ces symptômes saillants, en vomitifs, purgatifs, sudorifiques, etc. Tout ce vain échafaudage s'écroula devant les observations répétées et fidèles de Hahnemann. Il expérimenta, il étudia, ainsi que ses disciples, chaque substance jusque dans les moindres nuances de ses effets, et il vit que les nuances seules peuvent servir, dans bien des cas, à caractériser l'action des médicaments, dont les symptômes violents se ressemblent presque tous, plus ou moins.

Tout en se livrant à ce travail laborieux, qui devait fournir les matériaux d'une matière médicale, Hahnemann, ramené à la pratique par le désir d'explorer la nouvelle voie qui s'ouvrait devant lui, répéta, avec les médicaments alors connus sous le nom de *spécifiques*, le fait qu'il avait observé dans le mode d'action du *quinquina*. Comment, en effet, ne pas être frappé de l'analogie singulière qui existe, par exemple, entre l'action *mercurielle* et les symptômes *syphilitiques*, ou bien entre la *gale* et *les éruptions cutanées* et le *soufre?* N'est-il pas surprenant que l'on ait songé si tard à chercher dans cette analogie même la cause de la vertu spécifique de ces substances contre les maladies qu'elles guérissent?

Peut-on se défendre d'un sentiment d'admiration pour la persévérance de cet homme de génie dans la recherche des douleurs que peuvent produire les différentes substances médicinales? L'ignorance pourra lui jeter l'insulte, l'humanité le bénira.

On voit que l'homœopathie a dû son origine à *l'observation des faits,* et que si elle a semblé prendre un certain caractère de singularité et de paradoxe, c'est que les faits eux-mêmes, dans leur complète nouveauté, sont singuliers, surprenants, et bien propres à étonner la routine du sens commun, sans avoir pour cela rien de contradictoire, rien d'impossible, rien d'opposé aux lois de la raison.

Mais arrivons à la LOI DES SEMBLABLES!

CHAPITRE III.

Loi des semblables.

Tout en reconnaissant que c'est à Hahnemann seul que nous devons la découverte de l'homœopathie, il ne faudrait pas croire que la *loi des semblables* n'existât pas avant lui. Par cela seul qu'elle est une loi naturelle, elle doit être aussi ancienne que le monde, ou du moins elle a dû coïncider avec l'origine des maladies qui affligent l'espèce humaine. Aussi, a-t-elle été entrevue *par les médecins de la plus haute antiquité.* Seulement, ces manifestations rares de *la vérité* n'étaient que des éclairs pour ceux qui les apercevaient, que des lueurs passagères qui ne dissipaient un instant l'obscurité que pour la rendre plus profonde. Elles sont d'autant plus précieuses, qu'elles sont le fruit *de la seule observation.*

C'est ainsi que cette lumière fugitive n'avait pas échappé à la sagacité d'Hippocrate, puisqu'elle lui a fait dire : « *Les semblables » sont guéris par les semblables.* » Ailleurs : « *La maladie vient » par les semblables, et guérit en lui opposant des semblables : » ainsi le même agent produit la strangurie quand elle n'existe » pas, et la guérit si elle existe. Et la toux, de la même ma- » nière que la strangurie est occasionnée, est guérie par les mê- » mes moyens ; et la fièvre, qui se développe, s'apaise par les » moyens qui la font naître.* » Ailleurs : « *Le vomissement guérit » par le vomissement.* »

Paracelse n'a-t-il pas dit : « *Scorpio scorpionem curat.* »

Linnée n'a-t-il pas écrit : « *Morbus per morbum sanatur.* »

Saint-Grégoire-le-Grand, du seizième siècle, dans *ses Œuvres morales*, a dit : « *Similia similibus aliquandò curat medicina, aliquandò contrariis.* »

Saint-François-de-Salles, vers le milieu du seizième siècle : « Les médecins *méthodiques* ont toujours en bouche cette » maxime, que les contraires sont guéris par les contraires; les » *spagiriques* célèbrent une sentence opposée à celle-là, disant » que les semblables sont guéris par les semblables. »

Saint Yves dit : « Le monde étant corrompu par le péché, le Créateur a daigné le réparer par le mystère du Verbe qui avait tout créé. Mais, ô admirable et incomparable genre de remède, par lequel le médecin a voulu être malade et guérir par sa propre maladie les hommes moribonds! *La pratique des médecins habiles est de traiter les maladies, tantôt par les contraires, tantôt par les semblables.* Ainsi a fait Notre Seigneur...... Comme aussi on guérit les *semblables par les semblables*, les blessures de scorpion par la chair de scorpion, les potions vénéneuses par des potions vénéneuses; ainsi, notre céleste Médecin, par la *mort de sa chair*, a guéri *la mort de notre chair*, et la mort *venue par le bois a été guérie par le bois...* » (1).

(1) Qu'on nous permette de citer deux des passages d'une homélie de saint Jean Chrysostôme (89 et 90) :

« Jésus-Christ permit qu'on l'attachât à l'arbre de la croix pour com» battre le péché, qui avait pris naissance sur l'arbre si funeste à la race » humaine; qu'on lui perçât le côté d'une lance pour réparer le crime de » la femme sortie du côté d'Adam ; il a voulu réparer sur un arbre le » crime dont un arbre avait été l'instrument. »

Ailleurs : « Les mêmes armes que notre ennemi avait employées pour » nous perdre, Jésus-Christ, pour nous sauver, les a tournées contre lui. » Ecoutez comment : Une vierge, le bois, la mort, avaient été les instru» ments de notre ruine. Une vierge, puisqu'elle n'avait point encore connu » Adam, le jour où elle se laissa surprendre par les artifices du démon ;

Franck ayant vu guérir la diarrhée par des purgatifs, se demande si, en thèse générale, les *purgatifs* ne guérissent pas la *diarrhée?*

Après d'autres faits de cette nature, Sainte-Marie, de Lyon, ajoute : « Il est impossible que ces faits ne soient que d'heureux hasards. Ils se rattachent indubitablement à quelque *grande loi thérapeutique :* car il est certain que nous guérissons quelquefois en agissant *dans le sens même* de la nature, en COMPLÉTANT, par nos moyens, l'effort salutaire qu'elle a entrepris, et qu'elle n'a pas la force d'achever. » (*Formulaire médical*, p. 80.)

Fourcroi rapporte l'histoire « d'un doreur qui travaillait toute la journée dans une chambre assez vaste, où il couchait avec sa famille : ayant pris assez peu de précautions contre les vapeurs MERCURIELLES, il lui vint à la bouche des CHANCRES en très-grande quantité; sa femme en fut également atteinte. » Qu'on médite ce fait, qui a plus d'une application!

Stalh n'a-t-il pas dit : « *La règle admise en médecine de traiter les maladies par des remèdes contraires ou opposés aux effets qu'elles produisent, est* COMPLÈTEMENT FAUSSE ET ABSURDE. *Je suis au contraire persuadé que les maladies cèdent aux agents qui* DÉTERMINENT UNE AFFECTION SEMBLABLE : les *congélations,* à *l'application de la neige ou de l'eau froide;* c'est ainsi que j'ai fait disparaître des *aigreurs* par de petites doses d'*acide sulfurique,* dans le cas où l'on avait inutilement administré une multitude de *poudres absorbantes,* telles que magnésie, etc. »

» le bois, c'était l'arbre de la science du bien et du mal; la mort, le châ-
» timent imposé à l'homme coupable. Ève est remplacée par Marie, le bois
» par l'arbre de la croix, la mort d'Adam par la mort de Jésus-Christ. Le
» démon avait renversé l'homme par le bois de l'arbre, Jésus-Christ a
» terrassé le démon par le bois de la croix; le bois de l'arbre a jeté les
» hommes dans l'abîme, le bois de la croix les en a retirés. Le bois de
» l'arbre a dépouillé l'homme de ses priviléges et l'a enfermé vaincu dans
» l'obscurité d'une prison; le bois de la croix, en exposant à tous les yeux
» Jésus-Christ nu, percé de clous, l'a montré comme vainqueur. »

Barthez ne dit-il pas avoir observé que « l'abus des ANTI-SCORBUTIQUES, même médiocrement actifs, PRODUIT LES SYMPTÔMES DU SCORBUT CHEZ DES SUJETS QUI AUPARAVANT NE PARAISSAIENT POINT Y ÊTRE DISPOSÉS ? »

Barbier n'était-il pas prêt d'atteindre le but quand il écrivait : « On pourra trouver étonnant que, dans les AFFECTIONS SPASMODIQUES, *les remèdes les plus efficaces soient tirés des substances* (belladona, hyosciam., chamomilla) qui ELLES-MÊMES *ont la faculté de susciter des* ACCIDENTS SPASMODIQUES *quand on les prend à haute dose.* »

Mais n'allons pas chercher nos preuves si loin.

Un moissonneur, quelque peu habitué qu'il soit aux liqueurs fortes, ne boit jamais d'eau froide, quand l'ardeur du soleil et la fatigue du travail l'ont mis dans une espèce de fièvre chaude. Le danger d'agir ainsi lui est bien connu. Il prend un peu de liqueur échauffante : il avale une gorgée d'eau-de-vie. L'expérience, source de toute vérité, l'a convaincu des avantages et de l'efficacité de ce procédé homœopathique.

Que fait-on en vaccinant un enfant pour le préserver de la variole? On emploie un moyen sanctionné par l'expérience. Mais peut-on disconvenir que la vaccine, cette variole des vaches, ne soit aussi semblable que possible à la variole humaine, dans ses diverses périodes de développement, de décroissement, de dessication; que, par conséquent, elle préserve de cette affreuse maladie par sa vertu homœopathique?

Ne voyons-nous pas chaque jour les journaux allopathiques préconiser des collyres *irritants* contre des *ophtalmies*, la *cantharide* contre le ténesme de *vessie*, le *seigle ergoté* contre les *métrorrhagies*, le *mercure* contre la *syphilis?* etc.

Mais encore, MM. Mérat et Delens ne disent-ils pas : « *C'est une chose remarquable de voir* DES MÉDICAMENTS CONSEILLÉS POUR GUÉRIR *à peu-près les mêmes maladies que* D'AUTRES PRATICIENS LEUR VOIENT CAUSER. »

M. le professeur Trousseau n'a-t-il pas répété *que « certains remèdes ne guérissent que par leurs propriétés substitutives ou homœopathiques ?* »

Le Codex lui-même (*ce vade mecum de l'allopathie*) n'a-t-il pas un chapitre intitulé : « *Des remèdes guérissant* PAR LA MÉTHODE SUBSTITUTIVE OU HOMŒOPATHIQUE? »

On pourrait multiplier les exemples à l'infini; ceux-là suffisent pour montrer que la *loi des semblables* a été entrevue dans tous les temps, et qu'elle est *fille légitime du passé.*

Le principe homœopathique explique tous les faits dont tous les médecins se sont occupé, et dont ils ont recherché la loi. Avant Colomb, on soupçonnait l'existence d'un monde lointain; avant Hahnemann, on soupçonnait le principe homœopathique. Il est donc vrai de dire que s'il a été entrevu, personne, si ce n'est Hahnemann, ne l'a érigé en DOGME THÉRAPEUTIQUE; son application n'était que l'effet du hasard, ou d'aveugles tâtonnements.

Au point de vue moral, la *loi des semblables* a aussi son application.

Dans la vie, ne cherchons-nous pas les analogues à la situation actuelle de notre âme? Le malheureux en proie à ses tristes pensées ne se sentirait-il pas aussi mal à l'aise au milieu du bruit et de la joie des fêtes, que l'homme animé de dispositions riantes et gaies au milieu de la solitude et du silence, ou de la société des personnes tristes? N'est-ce pas dans le contact ou le rapport des sentiments exactement à l'unisson des nôtres, que notre âme trouve le contentement des besoins dont ces sentiments sont l'expression? Il est dans la vie certaines situations dont le rapprochement met cette vérité dans une parfaite évidence. Voyez l'homme que surprend au milieu d'une fête l'événement le plus funeste dont son cœur puisse être atteint, la perte de son enfant; au milieu de ce tourbillon des plaisirs, au milieu de ces objets, où tout son être semblait se dilater pour *multiplier ses surfaces* au contact des douces émotions qui l'y avaient appelé, cet homme éprouve alors dans tout son être un sentiment profond de resserrement et de contraction pénible. Tout ce qui était charme pour lui, devient douleur; tout bruit l'importune : il s'éloigne. Le repos, l'obscurité, le silence et l'isolement des objets qui le charmaient, voilà ce qu'il recherche d'abord. Et puis, de nouveaux besoins, nés de sa situation présente, éveillant en lui de nouveaux goûts, tous ses désirs, toutes les aspirations de son âme, le portent à la recherche des objets conformes et harmoniques à sa nouvelle situation. Comme le plaisir naguère, la tristesse aujourd'hui est devenu l'aliment de son âme, son véritable élément : ce sont les lieux et les choses d'un aspect triste, c'est la société des êtres tristes, d'une tristesse analogue à la sienne surtout. Ce sont tous ces objets empreints de la teinte de son âme qui, seuls, peuvent répondre alors à ses besoins; en eux seuls qu'elle trouve un soulagement à son mal. C'est cette pensée si vraie, c'est cette vérité vulgaire qu'expriment ces vers du poète malheureux :

Cherchez, mortels, le tumulte des villes!
Ce qui charme vos sens aggrave ma douleur.
Le silence et l'aspect des lugubres asiles,
Voilà ce qui convient au trouble de mon cœur...
Quand tout, autour de moi, respire la tristesse,
Mon cœur est soulagé, je sens moins mon malheur;
Je crois que la nature à mon sort s'intéresse;
Ou plutôt, il me semble, et j'en suis consolé,
Que tout est comme moi plaintif et désolé!

Un fait historique.

Millevoye habitait la campagne. Chaque jour une femme vêtue de blanc passait comme une ombre à l'extrémité de son jardin; Millevoye s'informa du motif de cette course rapide à heure fixe. On lui dit que cette femme était une mère qui avait perdu son fils bien-aimé, et qu'elle allait s'agenouiller sur son tombeau;

que depuis son malheur elle était folle. Millevoye s'identifie à la douleur de cette mère; son imagination s'échauffe; il la fait suivre, et déposer sur le tombeau une pièce de vers. L'enfant bien-aimé s'adressait à sa mère dans ce langage déchirant que le poète savait si bien sentir. La malheureuse mère revient sur le tombeau : elle saisit le papier, le lit, étend ses bras, croit serrer son enfant contre son cœur, pousse un cri, tombe et pleure. Cette émotion, ce cri, ces pleurs, lui rendirent la raison.

La *loi des semblables* se déduit des faits pratiques des médecins les plus célèbres de tous les siècles. Comme principe, elle avait été entrevue; comme pratique, elle avait été appliquée; mais il appartenait à Hahnemann de la prouver, et de la rendre désormais inattaquable, par l'expérience des médicaments sur l'homme sain.

CHAPITRE IV.

Connaissance de l'action des médicaments.

Nous arrivons naturellement aux instruments de la guérison. Comment découvrir les propriétés véritables des substances médicinales?

Serait-ce par les qualités physiques qui les caractérisent?

On rappellerait alors la folie de ces médecins qui jugeaient des vertus curatives des médicaments par leur forme, par leur couleur, en un mot par *la doctrine des signatures*, qui croyaient l'orchis propre à ranimer les facultés v...., parce que sa racine ressemble à des t....; le curcuma, utile dans la *jaunisse*, parce qu'il est *jaune;* les fleurs de millepertuis, efficaces dans les *plaies*, parce qu'il en suinte un *suc rouge*.... Dans ces derniers temps, le célèbre de Candolle a, lui aussi, cherché à découvrir les *effets médicaux* des plantes par leurs *formes extérieures;* Schulz, au contraire, par leur *organisation intérieure*.

Serait-ce par le goût? mais *le saule, la noix de galle, la fève saint Ignace, la noix vomique, l'aloès*, ont, comme le *quinquina*, une saveur amère et astringente. Toutes ces substances ont-elles pour cela *les mêmes vertus thérapeutiques?*

Serait-ce par l'odorat? Mais *le muguet, la camomille, l'angélique, l'arnica*, etc., sont aromatiques. Possèdent-elles pour cela les *mêmes propriétés médicinales?*

Entasser ainsi pèle-mèle les médicaments qui diffèrent tant

les uns des autres, et auxquels leur différence de manière d'agir sur l'organisme donne tant d'importance, n'est-ce pas imprimer à la matière médicale le *cachet d'une présomption ignorante ?*

Serait-ce à la chimie, cette science qui produit souvent des miracles sous nos yeux, que nous demanderions les vertus inhérentes à chaque médicament? Mais la chimie ne peut que nous apprendre que telle plante renferme du gluten, des résines, de la chaux; que le calomel est composé de chlore et de mercure; que l'acide prussique est composé d'azote, de carbone et d'hydrogène. Que nous apprend-elle de *l'effet des médicaments?* Rien; car, si la chimie déterminait les vertus médicinales d'un corps naturel d'après ceux des principes, médiats ou immédiats, que l'analyse y constate, elle serait forcée, quand ses réactifs lui indiquent l'existence de principes semblables, d'admettre aussi l'identité de l'action médicinale; elle devrait par conséquent déclarer que le chou rouge et la belladone sont tous les deux, ou des plantes également innocentes, ou des végétaux également vénéneux; ce qui dénote son incompétence à prononcer sur les *propriétés médicinales des corps.*

Serait-ce à la thérapeutique, *ab usu in morbis* (par l'usage sur l'homme malade), que nous pourrions demander les *véritables vertus pures* et curatives des médicaments?

D'abord, observons que rarement, presque jamais, on n'a essayé des médicaments simples, isolés; que presque toujours on a prescrit plusieurs substances administrées à la fois, ou à de courts intervalles; que, par conséquent, il a été impossible de savoir à laquelle d'entr'elles le résultat devait être attribué. Parvenait-on à guérir? on ne savait pas avec certitude auquel des médicaments appartenait l'honneur du succès. Nuisait-on? on ne savait à laquelle des substances appartenait ce fâcheux résultat.

Quand un médecin prescrit à la fois à son malade une potion dans laquelle il associe une *base,* un *excipient,* un ou plusieurs *adjuvants,* un *correctif,* est-il possible qu'il distingue ensuite les effets produits par telle ou telle substance d'un mélange si complexe? Sans parler des altérations que ces mélanges doivent faire éprouver aux médicaments, lors même qu'il ne se passe entre eux aucune réaction chimique, qui pourrait calculer les résultats du croisement de l'opposition et de la coopération des propriétés particulières à chacun des composants? N'est-ce pas le cas de dire avec Montaigne : « De tout cet amas, ayant fait » une mixture de breuvage, n'est-ce pas quelque espèce de rê- » verie d'espérer que ces vertus s'aillent divisant et triant de » cette confusion et mélange, pour courir à charges si diverses? » Je craindrais infiniment qu'elles perdissent ou échangeassent » leurs étiquettes et troublassent leurs quartiers. »

MM. Fourcroy et Rostan critiquent très-amèrement le mélange des médicaments; ils font sentir le ridicule de ces formules composées d'une *base*, d'un *excipient*, d'un *correctif*, d'un *adjuvant*. Mais citons Hahnemann :

« N'est-il pas absurde d'attribuer un effet à *une force*, tandis » qu'il y avait en jeu, dans le même temps, *d'autres forces*, qui » souvent ont contribué plus qu'elle à le produire?

» Il ne sera pas plus ridicule de nous dire qu'on a découvert » un aliment d'excellente qualité dans le sel de cuisine, qu'on » l'a prescrit avec succès à un homme demi-mort de faim, qui » s'en est trouvé sur-le-champ restauré comme par miracle, et » que la formule à suivre en pareil cas est celle-ci : Prenez une » demi-once de *sel marin*, principale substance de votre recette » analeptique; faites dissoudre ce sel, selon les règles de l'art, » dans suffisante quantité d'eau bouillante, à titre d'*excipient;* » ajoutez, pour *correctif*, un bon morceau de beurre; puis, pour » *adjuvant*, une livre de pain coupé par tranches minces; et » donnez le tout, après avoir bien remué. On serait tout aussi » fondé à dire que le *sel* fait la *base* de cette soupe, que le *pain* » et le *beurre* ne sont que les *accessoires*, et que, préparée ponc-

» tuellement *d'après la formule*, elle ne manque jamais *son effet* » *salutaire.* »

Hahnemann sentit bien que le moyen employé *ab usu in morbis*, pour reconnaître les vertus pures des médicaments, n'était et ne pouvait être que très-imparfait; car les *effets* produits par les *remèdes* ne pouvaient jamais être observés *que combinés avec ceux qui sont produits par un état de maladie;* et il était dès-lors impossible de distinguer les *symptômes* qui appartenaient à la *maladie,* de ceux qui avaient été produits par la *substance médicinale* seule. La vertu curative n'apparaissait donc jamais d'une manière assez isolée pour être distincte, et son emploi n'était que le résultat d'expériences incomplètes.

Il n'y avait donc jamais eu rien de positif dans l'examen de la *vertu* curative des substances médicinales, et de leur action. La recherche du *rapport entre le mal et le remède* n'avait pas été faite de manière à donner un résultat distinct; et c'est cependant ce rapport qui doit servir de base à l'art de guérir.

Frappé de l'insuffisance de tous les moyens employés, Hahnemann eut l'idée d'essayer les médicaments sur l'homme sain. Là est la source de toutes ses découvertes.

De grands médecins avaient eu cette même inspiration. Haller, entre autres, a dit : « *La première chose à faire pour connaître la* » *vertu des médicaments sur l'homme malade, est de les essayer* » *sur l'homme sain*, etc., etc. »

Bien convaincu de cette vérité, Hahnemann se mit à en essayer un certain nombre sur lui-même, et sur les médecins qui, comme lui, voulurent se soumettre aux expériences. Il reconnut deux effets : les *effets primitifs* des médicaments, et les *effets consécutifs* ou réactifs de l'organisme; ainsi, par exemple, la constipation, pour effet *consécutif,* a la diarrhée, effet *primitif.*

On ne peut reconnaître les véritables vertus d'un médicament, que lorsqu'il a été essayé dans différentes circonstances, et à plusieurs reprises, par un grand nombre d'individus. *Tous les symptômes de la substance ne se montrent pas chez les mêmes personnes.* Ainsi, la première personne éprouvera tel symptôme que la sixième seule aura éprouvé; tel autre, que la seconde et la cinquième auront éprouvé; tel autre symptôme, que toutes auront éprouvé.

L'homœopathie ne met un médicament en usage contre l'état maladif de l'homme, que quand elle a reconnu *par l'expérience quels sont ses effets purs,* c'est-à-dire les modifications qu'il *apporte à l'état de l'homme bien portant;* elle n'emploie *qu'un seul médicament* à la fois.

L'action propre de chaque médicament devient ainsi claire, dégagée d'illusion; les symptômes qu'on lui a vu produire mettent au grand jour tous les éléments de ses facultés curatives, et font connaître les cas morbides à la guérison desquels on peut l'appliquer.

Pour une maladie, on invoque donc le témoignage de tous les sens, afin de mettre en évidence les symptômes qui la caractérisent; on compare ensuite l'image qui en résulte avec l'ensemble des symptômes produits par les médicaments dont l'action pure a été étudiée; on choisit, parmi ces derniers, celui qui engendre la collection d'accidents la plus analogue ou la plus semblable.

Une pareille doctrine des effets purs des médicaments ne promet point de secours illusoires et trompeurs contre des maladies *nominales;* elle *n'imagine pas* des vertus thérapeutiques générales, mais elle contient explicitement les éléments de guérison de tous les cas de maladies qui sont bien connus, c'est-à-dire dont on a relevé tous les symptômes, et de cette manière elle devient, entre les mains de celui qui choisit les médicaments pour les opposer aux maladies, d'après la plus grande analogie possible de leurs symptômes avec ceux de la maladie, une source de secours prompts et efficaces contre les souffrances de ses semblables.

Sa pathogénésie, ou matière médicale pure, est tellement précise, qu'on y chercherait en vain des hypothèses; elle contient le résultat **PUR ET SIMPLE** des expériences; elle est **POSITIVE**, et n'offre rien à l'imagination : bien différente en cela de la matière médicale des écoles officielles, qui est tissue d'hypothèses sans fin, de doutes, d'assertions hasardées, et qui se trouve fondée sur des raisonnements *à priori*, sur la recherche des causes essentielles, et sur les plus étranges paradoxes touchant la nature, les vertus, et le mode d'action des médicaments, comme si la nature devait se ployer aux fantaisies des théories.

Chaque médicament a sa modulité propre et ses qualités virtuelles, aussi variées des uns aux autres qu'ils diffèrent entre eux par la forme, l'arome et la saveur. C'est ce que le savant Haller avait reconnu, quand il a dit : « *Latet immensa virium diversitas in iis ipsis plantis, quarum facies externas dudum novemus, animus quasi et quod cumque cœlestius hubent, nondum perspeximus.* »

On le voit donc, pour *que l'action d'un médicament soit connue, il faut qu'il ait été expérimenté sur l'homme sain;* mais entrons dans quelques détails sur la manière dont se fait cette expérience.

CHAPITRE V.

Comment se fait l'expérience des médicaments sur l'homme sain.

L'expérience d'un médicament sur l'homme sain ne peut s'effectuer sur une seule personne, mais sur un grand nombre.

Il a été observé que l'action d'une même substance présente de grandes variations, suivant l'âge, l'idiosyncrasie des individus soumis à l'épreuve. Les effets produits ne sont point dans un *rapport constant*, soit avec *les doses*, soit avec l'*âge*, la *force*, la *santé* de la personne qui les éprouve.

Des médicaments énergiques affectent quelquefois très-peu des sujets délicats, tandis que l'on voit des hommes robustes ressentir des symptômes morbides très-intenses d'agents médicinaux auxquels on attribue peu de vertus. *Certaines personnes observent une grande variété d'effets là où d'autres n'éprouvent qu'un petit nombre de dérangements.*

Certains symptômes ne se rencontrent que chez tel ou tel individu et JAMAIS *chez les autres.* En un mot, l'action des agents pathogénétiques sur l'homme sain est soumise à toute la diversité qu'entraîne nécessairement l'ensemble si complexe de toutes les conditions qui concourent à son développement. Il résulte de là, que, pour être assuré de connaître cette action dans toute son étendue, il ne suffit pas d'expérimenter sur un ou deux sujets, mais qu'il faut observer à la fois sur un grand nombre d'individus de constitution, d'âge, de sexe différents, placés dans des circonstances diverses, soumis à l'influence *de doses variées*, afin d'obtenir ainsi des *résultats moyens* fondés sur un grand nombre d'éléments. C'est là l'unique voie qui puisse conduire à la connaissance approfondie de *l'action complète* de chaque substance, de la *spécialité* et de la *durée* de ses symptômes, ainsi que des conditions favorables à son emploi homœopathique.

Ces remarques suffiront pour expliquer ce que peut avoir d'étrange, au premier abord, l'immense quantité de symptômes d'une même substance, réunis dans la matière médicale homœopathique : ainsi, le *mercure* en offre 1,264, la *belladone* 1,440, le *quinquina* 715. Il va sans dire que, dans ce nombre, il y a beaucoup de répétitions, beaucoup de variantes; que, par la suite, on saura mieux distinguer les symptômes *essentiels* des *accidentels*. Ces nombres peuvent être considérablement réduits, mais il fallait consigner tous les résultats observés.

Passons à ce qui concerne les doses qu'il est convenable de prendre.

Il y a ici une juste mesure à observer, soit pour ménager les individus soumis à l'épreuve, soit pour obtenir des effets bien précis, bien clairs, et qui représentent réellement l'action *primitive* de la substance sur l'organisme, et non pas *la réaction plus ou moins violente de celui-ci contre la force ennemie qui l'attaque*. Il est évident qu'il est impossible de donner une règle générale à cet égard.

Observons encore qu'il y a une haute importance à distinguer les effets recueillis à la suite de l'ingestion d'une dose FAIBLE, MODÉRÉE OU FORTE. En général, plus la dose est PETITE, et mieux les effets *primitifs* se montrent dans toute leur pureté, parce qu'il ne s'y mêle presque aucun symptôme secondaire ou *consécutif*. Au contraire, quand la dose est FORTE, et ceci est vrai surtout pour les substances énergiques, elle excite un orage de sensations et d'effets tumultueux, au milieu duquel disparaissent toutes les nuances, et où les symptômes primitifs et ceux de réaction sont entièrement confondus. Or, les symptômes primitifs sont les seuls importants.

L'importance de ces considérations a conduit Hahnemann à préférer, pour les épreuves de médicaments, les *atténuations* plus ou moins élevées, et préparées suivant la méthode homœopathique ; et il convient de combiner ces deux modes d'expérimentation. Les effets très-variés et très-énergiques, produits par de si petites doses de substances qui ont subi la préparation homœopathique; ces effets, dis-je, sont la preuve la plus évidente, la plus incontestable, du développement singulier des vertus pathogénétiques de ces substances, par l'*acte* DU BROIEMENT. Quoi de plus facile, pour tout observateur désireux de s'éclairer sur la réalité de ce fait, que de répéter sur lui-même quelques-unes de ces expériences ?

L'*or* à l'état métallique a été considéré par la médecine moderne comme entièrement *inerte*, médicalement parlant, bien que les Arabes lui eussent attribué un grand nombre de vertus. Hahnemann a pris de l'or en feuille très-pur (de 23 carats et 6 grains), et en a *broyé un grain pendant deux heures, avec cent grains de sucre de lait*. Ces cent grains, dissous dans de l'eau, et pris par plusieurs personnes robustes et dans la vigueur de l'âge, ont suffi pour faire naître des symptômes très-énergiques. Il en a été de même pour d'autres métaux.

Ces substances avaient été regardées comme *inertes* sous leur forme purement métallique. Mais voici que la TRITURATION développe en elles une telle énergie, que des *centièmes* de grains de ces métaux, convenablement préparés, produisent des effets intenses et variés. Voilà, certes, le fait, à la fois le plus curieux, le plus fécond et le plus facile à vérifier. *Si quelqu'un se refuse à le faire, c'est qu'il veut fermer les yeux à la lumière, de propos délibéré.*

Les substances qui, à l'*état brut*, n'exerceraient aucune action pathogénétique, comme le *lycopode*, la *silice*, l'*alumine*, sont celles qui veulent être prises à des *degrés plus élevés de trituration* pour exercer quelque effet sur l'organisme.

Ces indications suffiront pour fournir les moyens de répéter les essais à quiconque entreprendrait de vérifier les résultats de Hahnemann. Nous entrerons à cet égard dans quelques détails dans le chapitre suivant.

Nous en venons à la méthode suivie pour observer, recueillir et classer les symptômes produits par l'action morbifique des médicaments.

Les personnes qui se soumettent aux épreuves doivent observer un régime très-modéré; l'alimentation doit être seulement nutritive.

Quand le médecin qui dirige les essais a recueilli les journaux particuliers d'observations de chaque coopérateur, il s'occupe à les comparer et à les classer. Le rapprochement des faits nombreux lui fournit les moyens de distinguer avec certitude les symptômes constants et caractéristiques de la substance de ses effets accidentels plus ou moins rares, et dépendants des idiosyncrasies individuelles; il recherche la succession des symptômes dans l'ordre de leur génération.

Ce qui doit encore fixer particulièrement l'attention de l'observateur, comme servant à caractériser l'action des substances, ce sont les circonstances suivantes : *l'époque du jour* ou *de la nuit* à laquelle les accidents morbides naissent de préférence ou se prononcent avec le plus de force; le retour périodique des mêmes symptômes, les *circonstances accessoires* de la position du corps, du travail, de la pensée, etc., etc.; la recherche des agents dont l'influence soulage, les *antidotes* en un mot.

Ces détails étaient nécessaires pour montrer qu'il n'est pas de symptômes pathologiques arrivant spontanément, ni d'ensemble de symptômes, maladies, qu'on ne retrouve exactement dans les tableaux de la matière médicale homœopathique; il en résulte qu'ils nous présentent les moyens d'attaquer, de soulager et de guérir des séries de symptômes regardés jusqu'à présent comme incurables.

Il nous reste à parler d'une autre source d'observations qui a fourni à la matière médicale homœopathique des matériaux nombreux et intéressants : ce sont les remarques extraites des ouvrages médicaux, étrangers à l'homœopathie, sur l'action d'un grand nombre de substances, ainsi que des relations d'empoisonnement par les agents les plus énergiques. Ces observations n'ont pas une grande valeur pour l'homœopathie, soit parce qu'elles sont le résultat d'une application des substances dans divers états morbides qui ont dû modifier leur action, soit parce qu'elles ne laissent pas suffisamment distinguer les symptômes *primitifs* des effets *consécutifs*. Elles offrent néanmoins quelque intérêt, en ce qu'elles viennent *confirmer* les observations plus récentes de l'homœopathie; elles en ont bien plus encore pour la connaissance de certains symptômes qui ne peuvent se produire qu'à la suite de l'ingestion de doses trop fortes, pour se permettre de les employer dans les essais ordinaires.

On voit que l'homœopathie s'est entourée de toutes les précautions nécessaires pour obtenir des observations pures et dégagées de toute influence étrangère. Ses travaux sur l'action propre des médicaments, consignés dans ses matières médicales, constituent donc réellement, suivant l'expression de Hahnemann, *un code épuré des lois de la nature* dans ses agents pathogénétiques.

Nous allons, dans le chapitre suivant, indiquer le mode de préparation des médicaments homœopathiques, préparation qui développe la vertu des uns et amoindrit l'action toxique de quelques autres.

CHAPITRE VI.

Mode de préparation des remèdes homœopathiques, et comment on explique l'action des petites doses.

SECTION PREMIÈRE.

On récolte les plantes médicamenteuses pendant leur floraison ; on emploie la plante entière, fleurs, herbe et racine. On hache le tout ; on met cette pâte dans de la toile neuve ; on en exprime le suc. Ce suc végétal est sur-le-champ mêlé entièrement avec une quantité égale d'alcool, et renfermé dans des flacons bien bouchés. Au bout de vingt-quatre heures, on décante. Le médicament, ainsi préparé, est la *teinture-mère* (*per expressionem*).

Il y a la préparation *per macerationem, per digestionem;* nous n'avons pas à nous en occuper.

Presque toutes les substances *animales*, corps *minéraux* et *produits chimiques*, sont ordinairement préparées par la *trituration* avec le sucre de lait.

Pour soumettre toutes ces substances à la trituration, on les prend telles qu'on les trouve à leur état pur. Pour les métaux, si on ne peut pas les avoir en feuilles, on les réduit en poudre. A cet effet, on frotte sous l'eau un petit morceau de leur régule contre une bonne et dure pierre à rasoir, jusqu'à ce que l'on ait obtenu une quantité suffisante de poudre métallique. Comme la trituration a principalement pour but de *développer* toutes les *forces* actives par la division des molécules, il est essentiel que la proportion dans laquelle le médicament se trouve mêlé au véhicule, ne soit pas trop grande, et que la quantité qu'on soumet *à la fois* à la trituration soit assez petite pour être bien manipulée. A cet effet, Hahnemann a proposé de ne jamais faire aucune trituration qui contienne plus de 5 grammes (100 grains) de sucre de lait, et de n'y mêler le médicament que dans la proportion de 1 : 100, c'est-à-dire au poids de 5 centigrammes (1 grain) environ, de manière à ce que la trituration faite, chaque gramme de celle-ci ne contienne qu'un centigramme du médicament primitif. Cette proportion de 1 : 100 est la règle générale.

En ce qui concerne le travail même de la trituration, on agit ainsi : après avoir pesé la quantité nécessaire du médicament et du sucre de lait, on prend environ *un tiers* de celui-ci, et on le met, avec la quantité *totale* du médicament, dans un mortier *de porcelaine dépoli;* on mêle ensemble les deux substances avec une spatule d'*os* ou de *corne;* et, avec un pilon *en porcelaine dépoli,* on broie le mélange avec une certaine force pendant six minutes; on détache ensuite, avec la spatule, la masse du fond du mortier et du pilon, et on la mêle de nouveau, après quoi on continue le broiement pendant six autres minutes. Cela fait, on détache de nouveau la poudre adhérente au mortier et au pilon, on y ajoute le second tiers de sucre de lait, on mêle et on broie pendant six minutes; on détache, on rebroie et détache de nouveau, comme pour le premier tiers; enfin, on ajoute le dernier tiers de sucre de lait, qui est mêlé, broyé et détaché de la même manière. Le broiement, le mélange, en somme la trituration, dure une heure. Cette première préparation s'appelle première *atténuation.*

On prend 5 centigrammes (1 grain) de cette *première atténuation,* que l'on mêle ensuite à 5 grammes (100 grains) de sucre de lait. On agit comme il a été dit ci-dessus; cela *s'appelle deuxième atténuation*. On agit de même une troisième fois, *troisième atténuation*. Alors, de la troisième trituration, on prend 5 centigrammes (1 grain), qu'on dissout dans un flacon rempli de 50 gouttes d'eau; on *secoue fortement* ce mélange; après quoi, on y ajoute 50 gouttes d'alcool; on *secoue fortement de cent à deux cents fois*, et cette préparation est la *quatrième atténuation*. (Cette quatrième atténuation est la seule où il y ait mélange d'eau et d'alcool; c'est parce que le sucre de lait ne se dissout pas dans l'alcool. Les autres atténuations se font comme celles des teintures dont il va être question.)

Les *atténuations* ou *dynamisations* des substances préparées sous forme de *teinture*, se font avec 12, 15 ou 30 flacons (le nombre dépend de l'atténuation à obtenir) *entièrement neufs*, de la capacité de 150 gouttes environ. On remplit chacun de ces flacons d'alcool jusqu'aux deux tiers de leur capacité (100 gouttes). Cela fait, on prend un de ces flacons, on y verse *une* goutte de la *teinture-mère;* on imprime à ce mélange cent à deux cents secousses fortes; c'est la *première atténuation* (centième partie de la goutte primitive). De cette atténuation, on en verse ensuite également *une* goutte dans un autre de ces flacons contenant 100 gouttes d'alcool, et on soumet ce mélange à un nombre de cent à deux cents secousses; c'est la *seconde atténuation* (dix millième partie de goutte primitive). De cette manière, on continue à préparer jusqu'à la douzième, quinzième, trentième, etc., etc., en versant chaque fois une goutte de l'atténuation qu'on vient d'obtenir dans le flacon qui contiendra l'atténuation suivante.

Quelque absurdes que puissent paraître, au premier abord, ces atténuations ou dynamisations, il n'en est pas moins vrai *qu'elles sont douées d'une force très-énergique*. En effet, en examinant le degré d'intensité avec lequel agissent les diverses dynamisations homœopathiques, on peut facilement s'apercevoir que la diminution de leur *énergie* n'est en aucune sorte *proportionnée à la diminution de la matière*. Au contraire, cette énergie s'accroît, et plusieurs substances qui, *à leur état de nature, n'ont que peu ou point d'action sur le corps*, comme le *lycopode*, *l'alumine*, etc., etc., *se montrent très-efficaces aux deuxième, troisième, et même aux plus hautes dynamisations*, de manière qu'on est fondé à dire que le mode de préparation adopté par Hahnemann, *développe la vertu latente de certains médicaments plus ou moins inertes à leur état de nature, et qu'elle rend plus aptes à exercer une influence salutaire sur l'organisme, en perdant leur vertu toxique, ceux qui sont naturellement doués d'une très-grande énergie.*

CES FAITS SONT POSITIFS, CERTAINS, ET RIEN NE LES ÉBRANLERA.

Si nous cherchons à expliquer comment la division des molécules et le frottement développe la puissance pathogénétique d'une substance, ce ne sont que de simples opinions que nous émettons.

SECTION II.

NE CROIT-ON PAS A DES FAITS QU'ON N'EXPLIQUE PAS?

Bien que la question des doses soit d'une importance tout-à-fait secondaire dans la doctrine de Hahnemann, il convient d'en faire l'examen. C'est en elle, on le sait, que se résument, jusqu'à présent, les attaques dirigées contre l'homœopathie; c'est elle qui a fourni matière aux quolibets de tant de praticiens, qui, dans leur ignorance, n'ont pas craint d'établir que la valeur des idées nouvelles était comprise tout entière dans le fait des globules. Ces esprits, si forts et si tranchants dans leurs assertions, auraient dû attaquer les principes fondamentaux de la nouvelle doctrine; ils s'en sont bien gardé : là, les quolibets, les sottes plaisanteries n'avaient pas de prise.

Nous ne rapporterons pas ces déclamations puériles ; la dignité de la science y serait mal à l'aise; insouciant que nous sommes des théories, nous ne voulons employer que la logique des faits. En médecine, plus qu'en tout autre matière, il est sage de se défier des idées préconçues. Mais, quand une doctrine se présente fondée sur des faits, c'est-à-dire sur ce qui est réel, sur ce qui est connu, et qu'elle ne met qu'au second rang la théorie, est-il juste de répondre par l'insulte, ou par le sarcasme, à des raisons graves, à des faits irrécusables? Un fait n'est pas inadmissible, par cela seul qu'il est incompatible avec les idées qui nous sont familières.

On nous dit que supposer une action à des doses infinitésimales, c'est contraire à la raison. Qu'est-ce que la raison en face des faits nouveaux? Ce mot raison ne signifie-t-il pas trop souvent, orgueil, préjugé, ignorance? La raison ne s'est-elle pas acharnée contre mille découvertes? Et la raison actuelle croit à ces *extravagances*, à ces *absurdités* d'autrefois! Ces deux raisons ont-elles donc la même valeur? Qu'on profite au moins des leçons du passé, et qu'on ne soit pas si prompt à juger et à condamner! A l'égard de l'homœopathie, il pourra bien arriver que votre raison d'aujourd'hui ne soit pas celle de demain, et vous comprendrez trop tard que la raison absolue n'est trop souvent qu'un vain mot.

Les motifs de repousser l'action des petites doses n'ont-ils pas droit d'étonner, quand on voit les médecins admettre tous les jours la réalité d'une foule de phénomènes, normaux ou morbides, que cependant ils ne peuvent expliquer.

Et quelle foi auraient-ils en médecine, s'ils ne croyaient que ce qu'ils comprennent, et s'ils regardaient comme non-avenu tout ce qui se trouve hors de la portée de leur intelligence? Admettraient-ils que des atomes de virus-vaccin, insérés sous l'épiderme d'un individu, puissent occasionner dans l'économie des perturbations bien sensibles, et la garantir pour des années de la contagion variolique? Ne répugnerait-il pas au bon sens de croire aux affections contagieuses, quand ils penseraient que la dose du miasme ou du virus, propre à les communiquer, est peut-être moindre encore que les doses réputées infinitésimales de l'homœopathie? Quelle quantité d'effluves marécageuses leur faudrait-il pour qu'une fièvre intermittente pût être produite? Comprennent-ils en combien de millions de fractions la force active d'un grain de *musc* doit se diviser pour remplir d'odeur, pendant des années entières, toute l'étendue d'une vaste chambre, journellement aérée, c'est-à-dire pour affecter les nerfs olfactifs de plusieurs milliers de personnes, *sans que ni la masse, ni l'énergie de la substance,* SUBISSENT UNE DIMINUTION le moins du monde appréciable? Nieront-ils l'existence des maladies épidémiques et sporadiques, parce qu'ils ne peuvent mettre dans la balance les agents de leur production? S'ils n'admettaient, comme modificateurs puissants de l'organisme, que ce qu'ils peuvent peser par once, par gros et par grain, reconnaîtraient-ils l'efficacité morbifique d'une foule de causes impondérables?

A quelle quantité en poids peut être évalué le souffle d'un malade atteint de la petite vérole, souffle qui peut cependant transmettre la maladie? (1) Si on a des exemples qu'une lettre écrite dans la chambre d'un malade atteint de maladie contagieuse, ait pu transmettre au loin le principe miasmatique; si des propos offensants ont pu causer une fièvre bilieuse, et si une imprudente prophétie de mort a pu causer la mort, quel est, dans ces circonstances, le principe matériel qui a excité de tels désordres dans l'organisme? Dans quelles balances a été pesée l'impression morale qui, en un moment, ranime l'homme malade et paralyse l'homme bien portant? On a peine à concevoir comment tant d'esprits éminents ont pu, à ce point, méconnaître les principes purement *dynamiques* et immatériels, qui sont la cause première de presque toutes nos maladies, et comment ils ont pu aller chercher

(1) En 1814, le fils du célèbre J.-P. Franck tomba mort par infection miasmatique, en découvrant le lit d'un soldat atteint du typhus.

cette cause dans les *excrétions*, qui n'en sont que le résultat.

Voyez le pouvoir des influences imperceptibles. Le lait, la bierre, qui fermentent, aigrissent à l'approche d'un orage. Un chasseur rentre; il a perdu à un ou deux myriamètres son mouchoir : il commande à son chien de chercher : celui-ci flaire, suit le trajet que son maître a parcouru, et il rapporte l'objet perdu. Un épervier passe à plusieurs centaines de mètres au-dessus d'une basse-cour, et la panique est parmi tous ses habitants.

Voyez la puissance que possède la barre la plus légèrement aimantée, de communiquer sa force, par le *frottement*, à cent millions de barres du même métal.

Dans tous ces cas, et dans tant d'autres, où la nature et la quantité des modificateurs échappent à la raison, les incrédules ne se permettent pas même le doute. Ils cèdent à l'évidence des faits, et regardent comme avérés des phénomènes impénétrables. Leur confiance va même jusqu'à adopter, sans examen, les idées reçues par leurs devanciers, et ils n'hésitent pas à faire jouer aux effluves marécageuses, par exemple, un rôle créé par leur imagination, mais qui a le mérite, au moins, de la satisfaire. Ils discutent sur les miasmes contagieux, qu'ils se représentent sous les formes gazeuse ou vaporeuse, liquide, pulvérulente; ils les font voyager à leur guise, et ne s'embarrassent guère des moyens de transport, ni de la quantité indispensable au développement de leur action. Indulgents et crédules alors, ils admettent tout, ils croient à tout, et respectent trop les idées que la routine a consacrées, pour reporter sur elles une part de l'absurdité dont ils gratifient les idées nouvelles.

Pour convaincre des hommes si confiants dans leur raison, et qui se montrent pourtant si déraisonnables dans leur manière de juger, tous les arguments seraient vains, sans doute. Contentons-nous d'assurer que le fait qu'ils récusent avec tant d'assurance existe réellement; engageons-les à vérifier ce que nous avançons; demandons-leur seulement de la bonne foi, et ils seront bientôt forcés d'avouer que ce qui existe réellement doit être au moins possible.

Ce n'est point le hasard, une circonstance fortuite, qui a donné à Hahnemann l'idée de la *trituration* pour la préparation des substances médicamenteuses. Par un de ces éclairs de génie qui jaillissent des cerveaux puissamment organisés, il fit à la nouvelle doctrine l'application de certains faits bien connus et acquis à la science. Il pensa que l'*essence des maladies* étant *dynamique*, il fallait leur opposer des agents *de même nature*, et son génie, s'élançant dans l'avenir, devina la *dynamisation* des médicaments, le développement de leurs propriétés par la *trituration*, comme le génie de Newton annonça la combustibilité du diamant, bien longtemps avant que l'expérience vint en constater la réalisation. Il savait, en effet, que le frottement développe dans les corps des propriétés dont ils ne paraissaient pas jouir auparavant; qu'en imprimant à un disque de verre un mouvement de rotation contre certains corps, on obtient la production d'un fluide inconnu dans son essence, mais capable d'opérer la décomposition de corps jusque-là réfractaires à l'action de tous les moyens connus, et foudroyer l'imprudent qui voudrait s'exposer à son action mal dirigée; il savait encore que la foudre du ciel se produit par le même moyen; que l'ambre, qui a conduit à la découverte de l'électricité, et qui a donné son nom à cet étonnant phénomène, acquiert, ainsi que d'autres corps, par le frottement, la propriété de répandre de l'odeur, d'attirer les corps légers; que le sauvage obtient du feu en frottant vivement deux fragments de bois sec l'un contre l'autre; il pensa que les agents thérapeutiques acquerraient une puissance inconnue jusqu'alors, s'ils étaient soumis à cette action. Il expérimenta, et les résultats vinrent confirmer ses espérances, ou plutôt, ils les dépassèrent. Il fit part de sa découverte, en disant : « Si vous » ne croyez pas à ma vieille expérience, expérimentez et jugez. » Pour toute réponse, on le traita de visionnaire, et l'ignorance de répéter contre l'homme de génie un *tolle* général de réprobation.

Bien que tout soit hypothétique dans les *explications du fait* dont nous voudrions prouver la réalité à ceux qui la rejettent sans examen, nous croyons utile d'approfondir la question au point de vue de la théorie et de l'expérience.

SECTION III.

COMMENT ON EXPLIQUE L'ACTION DES PETITES DOSES HOMŒOPATHIQUES OU DYNAMIQUES.

Il n'est pas un seul corps de la nature, simple ou composé, quelque grande que soit sa densité, dont les molécules, intégrantes ou constituantes, ne soient séparées par un espace occupé par un éther. Cet éther est la force de cohésion ou d'affinité qui les unit pour en former des masses, et leur donner la forme et la pesanteur. En effet, divisez une de ses agglomérations en deux, en quatre parties; réduisez-les enfin en poudre impalpable; chacune des parties de cette poudre sera susceptible encore de division. Mais, si vous poursuivez votre travail de division moléculaire, vous arriverez à ce point, que la *substance matérielle* sera devenue SOLUBLE dans un liquide où elle ne l'était pas auparavant, et qu'il ne restera peut-être plus d'elle que son élément, ou *la force qui lui est inhérente*. C'est cette force qui, sans doute, constitue sa virtualité.

La chimie reconnait cinquante corps simples, c'est-à-dire formés d'un seul élément; ils sont remarquables par leur extrême densité, et leur force de cohésion est si grande, que leur virtualité ne peut être mise en liberté que par la disgrégation de leurs molécules, au moyen d'un broiement longtemps prolongé. Voilà pourquoi ils sont parfaitement inertes à leur état compact : ainsi l'*or*, le *platine*, l'*argent*, le *zinc*, le *plomb*, etc. Mais les corps composés s'éloignent plus ou moins de cette qualité, selon que leurs particules élémentaires sont plus ou moins nombreuses et variées; en d'autres termes, l'affinité et l'adhérence de leurs parties constituantes sont d'autant moins prononcées, que celles-ci sont plus multiples et différentes les unes des autres. Les substances animales et végétales nous fournissent un exemple de ces faits. Aussi, leur virtualité, plus énergique, et comprenant un plus grand nombre de symptômes, se développe-t-elle dans leur état naturel et sans préparation préalable.

Aussi, dirons-nous que *triturer* une substance *inactive* dans son état compact et d'aggrégation moléculaire, c'est *développer* son dynamisme en l'isolant des particules matérielles, par la rupture de leur état de cohésion, en les *raréfiant* en un mot. En triturant une substance trop puissante, poison en un mot, on adoucit son énergie et on l'approprie aux besoins de la médication.

On s'est dit, en se rappelant le changement que les substances subissent par le mode de préparation homœopathique, que chaque dose médicamenteuse contient un grand nombre d'atomes qui restent parfaitement inactifs, par ce seul fait, qu'ils se trouvent renfermés dans l'intérieur des molécules, et ne se mettent pas en contact avec les organes; et que, par conséquent, toutes les fois que, par un moyen quelconque, on parviendrait à diviser ces molécules en corpuscules plus petits, et à augmenter ainsi la surface totale qu'elles pourraient constituer, l'énergie de la dose augmenterait, au point que la plus petite partie deviendrait capable d'exercer une influence, sinon supérieure, du moins égale à celle de la dose entière à l'état primitif. C'est ainsi que le docteur Doppler a le premier expliqué l'efficacité de nos atténuations; et tel est, suivant lui, l'effet que produit sur les molécules la division, que si les molécules d'une poudre fine sont, à la dose de 5 centigrammes, en état de constituer, par l'ensemble de leur surface, une superficie de 100 mètres carrés, et si chaque trituration de vingt minutes ne divisait chaque molécule qu'en cent corpuscules plus petits, les molécules des *atténuations* seraient tellement divisées, qu'à la dose d'une goutte seulement elles pourraient occuper, par l'ensemble de leur surface, une superficie de plusieurs milliers de décimètres carrés. Le calcul peut aisément se vérifier.

Mais, arguera-t-on, si l'influence exercée par la trituration ou la succussion était réellement telle, l'énergie des atténuations devrait, non-seulement croître avec le nombre, mais encore augmenter d'une manière prodigieuse, à mesure qu'on emploierait des moyens plus puissants pour opérer, dans chaque atténuation, la division des molécules. Cela est parfaitement vrai en principe, et l'homœopathie pourrait tous les jours constater ce fait dans la pratique, s'il était toujours possible d'utiliser l'accroissement en surfaces qu'un volume donné a gagné de cette manière. Mais il arrive un moment où les molécules ajoutées ne font qu'augmenter le nombre de celles qui restent inactives, et est dès-lors sans influence. La limite n'en est nullement connue.

A mesure que les atténuations avancent pour certaines substances, leur énergie augmente en réalité; et, de tout-à-fait inertes qu'elles étaient à leur état naturel, elles deviennent, par ce mode de préparation, non moins actives que les médicaments les plus énergiques. Ce sont là des substances qui, même à l'état de poudre la plus fine, ont probablement leurs molécules vraiment actives renfermées encore dans une espèce d'enveloppe, qui les empêche de se mettre en contact immédiat avec l'organisme. La trituration *avec une autre substance* (le sucre de lait) leur fait subir une division presque infinie; mais encore n'y parviendra-t-on que d'une manière fort incomplète, si en même temps on ne prend pas soin *d'étendre* toujours, autant que possible, les nouvelles parcelles, à mesure que la trituration en augmente le nombre; puisque, plus les molécules resteront agglomérées les unes sur les autres, moins il sera facile de les diviser toutes. C'est ce qui fait que plusieurs substances paraissent souvent ne développer toute leur vertu qu'après trois triturations successives, faites de manière qu'à chaque nouvelle trituration, il n'y ait qu'une partie (1/100e) de la précédente qui soit mêlée derechef avec autant de parties de véhicule que la première.

Voyons une autre explication.

En triturant une substance inerte, ou presque inerte, sans cette manipulation, le *lycopode,* par exemple, en la réduisant à ses petites molécules, on met à nu une puissance, un *contagium* qui y était caché, enfermé, et on lui donne la faculté de se communiquer, *d'empoisonner* une substance *tout-à-fait inerte*, mise en contact et triturée avec lui; de telle sorte que, quand on a broyé médicament et sucre de lait, on a formé une masse homogène de cent grains, jouissant, dans son entier et dans toutes ses particules, de la puissance du *lycopode* développée par la trituration.

Si, après cette première opération, on prend un grain de cette masse, on a le *venenum* du *lycopode* dans son entier, tout aussi exactement que l'on obtient celui de la sérosité vaccinale dans son intégrité, en prenant une goutte de l'eau dans laquelle on aurait délavé un atome de cette sérosité, séché entre deux plaques de verre; et de la même manière que l'on peut empoisonner la constitution d'un enfant avec cette fraction de goutte, qui porte le *contagium* aussi entier que la *totalité* d'une pustule, de la même manière on peut empoisonner une nouvelle dose de sucre de lait, semblable à la première, en répétant l'opération, qui mettra le *venenum* en contact avec toutes les molécules de la nouvelle masse.

La même opération peut être répétée dix, vingt fois et davantage, et l'expérience a montré que la puissance pathogénétique *ne se perd point;* qu'on peut la faire valoir, lorsqu'il y a opportunité, avec autant de succès et plus de facilité, que lorsqu'elle était *latente* dans la substance brute.

Son action, toujours une, analogue, mais non tumultueuse, non identique à celle des grandes doses, est douce, régulière, applicable à tous les âges et à toutes les conditions que peut présenter l'espèce humaine; les mutations organiques qu'elle produit sont suffisantes pour qu'il y ait médication, et elles ne dépassent pas les bornes voulues pour cela.

Celle des grandes doses, brusque et perturbatrice, est une action de poison; elle est toujours très-fatigante, souvent nuisible, quelquefois dangereuse ou mortelle.

M. Poudra, professeur à l'École d'état-major de Paris, explique ainsi la puissance médicale de la matière :

« La médicalité d'une substance sera la puissance en vertu de laquelle la matière, mise en contact avec l'organisme, le modifie diversement. Cette action de la matière sur l'organisation a lieu lorsque cette substance est divisée à l'infini, et se rapproche de ce que j'appellerai l'état atomistique, c'est-à-dire lorsque les molécules, ou mieux les atomes, seront séparés, tenus à distance, et non plus *neutralisés* dans un corps par leurs actions réciproques. Ceci est conforme à toutes les expériences. Il est évident alors que la médicalité et l'affinité sont des puissances de même nature, résidant dans les dernières molécules ou atomes des corps, et je ne crois pas m'éloigner de la vérité, en avançant que la médicalité et l'affinité ne sont que deux manières différentes d'essayer une même puissance. »

Or, on sait que, dans le plus petit grain de matière, il existe une quantité immense d'électricité. M. Becquerel, dans une séance de l'Académie, a confirmé ce fait; il s'ensuit donc que si l'électricité est la cause première de l'affinité et de la médicalité, il doit exister, dans le plus petit grain de matière, une immense quantité d'affinité et de médicalité; mais que, de même que pour produire des phénomènes chimiques de combinaison et d'affinité, il est nécessaire de *diviser la matière* et de la rapprocher de l'état atomistique, de même, pour produire les phénomènes dus à la médicalité, il faut se rapprocher de cet état. On peut donc en conclure que le rayon de la sphère d'action, soit d'affinité, soit de médicalité, *augmente* dans un rapport inconnu, LORSQUE LA MATIÈRE DIMINUE DE VOLUME et se rapproche de l'atome.

Qu'on y réfléchisse. Le nombre d'atomes contenus dans le plus petit grain de matière, est immense; la sphère d'action de chaque atome doit être très-grande, proportionnellement à leur rayon. Le frottement, les secousses, augmentent l'affinité des molécules, des atomes.

Par exemple, un fort volume de matière de fer, mis en contact avec l'organisme, est sans action, tandis que la plus petite partie de la même substance, réduite à un état plus grand de division (en limaille très-fine), produira des effets remarquables. Que cette même substance soit triturée, elle sera encore plus divisée et acquerra ainsi une action plus grande. Le fait peut se vérifier tous les jours.

On s'est demandé si la matière se retrouvait dans les triturations homœopathiques; on a ajouté qu'il était inutile d'expérimenter, puisqu'il était impossible d'arriver à une division de molécules aussi exorbitante, à des *millionièmes* de grains, par exemple; que l'analyse chimique ne trouvant rien de la substance, elle ne pouvait conséquemment avoir d'action.

Eh bien! deux chimistes, MM. Mohr et Alphonse Devergie, cherchant à connaître à quel point de divisibilité *l'arsenic* pouvait arriver, tout en restant sensible à nos sens, le premier est arrivé à la 700,000e partie d'un grain; le deuxième, à la MILLIONIÈME, et ils retrouvèrent encore, avec l'appareil de Marsh, des tâches arsenicales, légères, fugaces et pondérables.

MM. Petroz et Guibourg, chimistes, faisant la même expérience : « En mettant dans un verre de montre une goutte de sublimé corrosif, à la quinzième dilution (c'est-à-dire la QUINTILLIONIÈME partie d'un grain), et y ajoutant une fort petite quantité d'hydro-sulfate de soude, il reste une légère couche opaque, qui présente une teinture noirâtre, manifeste surtout sur la limite du liquide évaporé. Si l'on répète l'expérience avec de l'hydro-sulfate de soude et de l'alcool pur, on obtient le même résultat. »

Le docteur Rummel annonce que la substance médicamenteuse est encore perceptible à l'œil, par le microscope solaire, à la DÉCILLIONIÈME.

On constate donc matériellement la présence des substances médicinales dans les dynamisations homœopathiques.

On demandera, en passant, quel nombre de lavages sera nécessaire pour faire revenir *au blanc* un centimètre carré de toile teinte à l'indigo ou à la garance. Niera-t-on pour cela la présence de l'indigo et de la garance?

M. Millon a lu un Mémoire à l'Académie des Sciences, sur la décomposition de l'eau. Il résulte de ce travail, qu'il suffit d'une petite quantité de solution métallique, ajoutée dans la proportion d'un MILLIÈME, d'un CENT MILLIÈME, et souvent dans une proportion moindre encore, pour centupler l'action d'un acide sur ce métal, ou pour annihiler cette action, ou pour la provoquer quand elle n'existe pas, ou enfin pour changer la nature du produit.

On voit, par ce que nous venons de dire, que si l'on veut obtenir beaucoup avec peu (*multum per pauca*), il est indispensable de préparer les médicaments d'après la manière prescrite par l'homœopathie; tandis que si l'on voulait rendre les effets, parfois déjà trop violents des doses usitées, plus violents encore, ce procédé serait non-seulement inutile, mais encore tout-à-fait contraire au but qu'on se propose; car, bien que la puissance des doses augmente par ce mode de préparation, il n'en est cependant pas moins constaté que plusieurs substances perdent aussi, par l'atténuation, de leur énergie primitive toxique, comme, par exemple, tous les poisons, qui sont beaucoup moins redoutables dans leurs atténuations que dans leur état primitif. Leur vertu active est adoucie et mieux appropriée à l'usage médicinal.

D'après les expériences qui ont été faites, les atténuations les plus hautes *dépassant* la sixième à la douzième ou quinzième, ne montrent pas une action *absolument* plus énergique que les sixième et quinzième.

La *force* intérieure de chaque médicament étant très-différente de celle d'un autre, tant sous le rapport de son intensité que sous celui de son étendue, on conçoit que tous les médicaments ne peuvent pas être employés à la même atténuation, sans porter un préjudice essentiel à leur efficacité curative. Il doit donc y avoir des médicaments qui doivent être *fort étendus* pour être aptes à servir de remèdes, et d'autres l'être *moins*, sous peine de les rendre plus pauvres en vertu curative, et inutiles pour la pratique. Individualiser est une nécessité, une condition de succès.

Nous admettons donc que le développement de la vertu propre d'un médicament ne peut avoir lieu que jusqu'à un certain degré, et que le point où la vertu médicinale cesse de se développer, n'est pas encore connu; qu'il est impossible, sans doute, de concevoir la *force* et la *matière isolées l'une de l'autre;* mais la *force* n'est point invariablement inhérente à la *même* matière; celle-ci ne lui servant que de véhicule, elle peut passer de l'une à l'autre. Quelque grande que l'on suppose la divisibilité de la matière, elle semble dépasser de bien loin toutes ses bornes dans les *décillionièmes* préparations des puissances médicinales homœopathiques. En effet, le *spiritus vini sulphuris*, qui ne peut rien dissoudre des cinq grains de soufre avec lesquels on le secoue, conserve encore la vertu du soufre dans les atténuations ou dynamisations *les plus éloignées*. CECI EST UN FAIT. Comment donc cette vertu peut-elle être encore attachée à des molécules matérielles de soufre? Il faudrait donc admettre que, dans nos préparations, le sucre de lait et l'alcool remplacent les parcelles matérielles du médicament primitif, qui finissent par disparaître.

Nous tenons peu aux explications que nous venons de donner; cependant, peut-être nous faisons-nous illusion, il nous semble que la science explique l'action des doses infinitésimales; mais ne l'expliquât-elle pas encore, que nous importe! le fait n'en serait pas moins LE FAIT, et toute théorie qui ne sera pas congénère au fait, sera fausse, et le fait subsistera.

Toujours sera-t-il que le remède qui sera homœopathique à une maladie, devra être donné à faible dose; car on n'oubliera pas que l'homœopathie, en administrant un remède, ne veut pas créer un trouble *nouveau,* diarrhée artificielle, vomissement, etc., combattre un mal actuel par des agents qu'elle lui juge *opposés,* la constipation par des purgatifs; elle n'a pas UN FAIT TOUT ENTIER A PRODUIRE SANS DISPOSITIONS QUI LA FAVORISENT. Son remède est donné à un organe souffrant, qui est par conséquent bien plus apte à recevoir l'influence d'un médicament propre à développer sur l'homme sain une souffrance analogue. Agissant par *la loi des semblables,* l'organe malade en reçoit toute l'action. Un exemple fera bien saisir la différence entre le médicament donné homœopathiquement et celui donné allopathiquement : un arbre penche fortement d'un côté, il suffit *d'un* degré de force pour le faire tomber *de ce même côté :* c'est le remède homœopathiquement donné; pour le faire tomber de *l'autre* côté, il faut *cent* degrés : c'est le remède allopathique. Nous savons que cet exemple ne saurait exactement s'appliquer à un être vivant; aussi ne l'invoquons-nous que dans le désir d'être compris, sous le rapport vrai qu'il exprime.

La trituration donne à la substance une solubilité qu'elle n'avait point.

« La trituration, dit Hahnemann, ne développe pas seu-
» lement les vertus des substances médicamenteuses à un
» degré incalculable; elle change encore à tel point leur manière
» chimique de se comporter, que si, dans leur état ordinaire ou
» grossier, on n'a jamais vu l'eau ni l'alcool les dissoudre, elles
» deviennent entièrement SOLUBLES par l'une et par l'autre, après
» avoir subi cette transformation. »

Si l'on ne s'explique pas scientifiquement pourquoi une substance inerte à l'état de nature, acquiert, par la trituration, l'atténuation, la dynamisation, une action énergique et réelle, alors que telle autre substance très-énergique à son état de nature, perd de sa vertu toxique par la trituration, l'atténuation, la dynamisation, c'est un bien mince inconvénient. *Le fait et l'expérience parlent;* nous devons nous incliner. *Toujours sera-t-il que, préparés homœopathiquement, les médicaments, soit ceux inertes, soit ceux très-actifs à leur état de nature, auront tous une action dynamique puissante et salutaire*, et l'homœopathie, pratiquement, peut en fournir chaque jour la preuve.

Nous nous sommes longuement occupé de la question des médicaments, parce que c'est une question capitale pour l'homœopathie, et qu'elle est peu connue. Si l'on peut reprocher quelque chose à Hahnemann, c'est d'avoir été trop sobre de détails sur ce chapitre.

CHAPITRE VII.

Des agents invisibles sur le corps vivant.

Le jeu extérieur de la vie est seul visible. Si la vie est un mystère, les lois qui la caractérisent ne doivent pas être moins mystérieuses. Les agents qui en troublent l'harmonie, et qui, par conséquent, produisent des maladies, sont loin d'être toujours appréciables; comment, dès-lors, comprendre et expliquer l'action des médicaments à des doses infiniment petites, qui rappellent les lois de la vie à leur état normal, c'est-à-dire à la santé, en agissant sur elle d'une manière heureuse? Non, partout mystère; nous voyons seulement dans l'être vivant une force vitale, dynamique, une et indivisible, qui échappe à nos sens.

Donc :

Chercher *à priori* à exprimer ce que c'est que la vie, et en quoi elle consiste, c'est chercher l'impossible.

Elle est étrangère aux lois physiques et chimiques, autant qu'à celles de la mécanique; nous manquons de termes de comparaison pour l'apprécier; elle n'est comparable qu'à elle-même.

Le mouvement, le jeu et l'action des divers organes sont seuls visibles et appréciables.

La régularité et l'ensemble d'action des forces constituent la santé; l'inverse est la maladie. Le premier de ces états est positif, l'autre est négatif.

Tout est donc dynamique dans l'un comme dans l'autre, et on

ne saurait concevoir qu'ils puissent être altérés ou modifiés autrement que par des actions dynamiques.

Donc, les aliments, poisons, venins, virus, miasmes, médicaments, agents et stimulants divers qu'on applique à l'économie animale, tant intérieurement qu'extérieurement, ne sauraient agir autrement que d'une manière *dynamique*, et tout ce qu'on a attribué jusqu'ici, sous ce rapport, à *l'absorption*, est sans fondement comme sans vérité.

On trouve la preuve de cette dernière assertion dans l'examen de l'alimentation, fonction dans laquelle nous retrouvons la même action dynamique, dont la nutrition proprement dite, comme toutes les autres fonctions de l'organisme, ne sont que la *conséquence*. C'est l'action dynamique, la stimulation des forces vitales, qui met l'organisme en jeu, et dispose chaque appareil, chaque organe, à remplir convenablement les fonctions dont il est chargé.

Quel est, en effet, l'individu qui, harassé de fatigue et exténué de faim, ne s'est senti restauré immédiatement après avoir avalé un bouillon? Et quel est le physiologiste qui ne voit pas là une action *dynamique*, une action *préalable*, nécessaire pour que la digestion, l'absorption, la nutrition et l'assimilation, puissent avoir lieu?

Même dans la dynamique des corps inertes, pour qu'une montre indique les heures, les minutes et les secondes, il faut la monter, il faut tendre son ressort; pour que l'organisme exécute ses fonctions, il faut aussi *tendre* le sien, stimuler les forces à l'aide et par le secours de forces analogues.

Rendons la théorie encore plus sensible, en empruntant un fait très-remarquable à l'histoire de l'expédition d'Egypte :

« Un détachement qui revenait du siége de Jaffa (dit un brillant écrivain), n'était éloigné que de quelques centaines de toises du lieu où l'on devait s'arrêter et rencontrer de l'eau, quand on commença à trouver sur la route les corps de quelques soldats qui devaient les précéder d'un jour de marche, et qui étaient morts de chaleur. Parmi les victimes de ce climat brûlant, se trouvait un carabinier qui était de la connaissance de plusieurs personnes du détachement ; il devait être mort depuis plus de vingt-quatre heures, et le soleil, qui l'avait frappé toute la journée, lui avait rendu le visage noir comme un corbeau. Quelques camarades s'en approchèrent, soit pour le voir une dernière fois, soit pour en hériter s'il avait de quoi, et ils s'étonnèrent en voyant que ses membres étaient encore flexibles, et qu'il y avait même encore un peu de chaleur autour de la région du cœur. Donne-lui (l'expression paraîtra peut-être un peu vive, mais il faut la pardonner en faveur de la fidélité de l'histoire), donne-lui une goutte de ce *sacré chien*, dit le *lustig* de la troupe ; je garantis que s'il n'est pas encore bien loin dans l'autre monde, il reviendra pour en goûter.

» Effectivement, à la première goutte de spiritueux, le mort ouvrit les yeux ; on s'écria ; on lui en frotta les tempes, on lui en fit avaler encore un peu, et, au bout d'un quart-d'heure, il put, avec un peu d'aide, se soutenir sur une monture ; on le conduisit ainsi jusqu'à la fontaine. On le soigna pendant la nuit, on lui fit manger quelques dattes, on le nourrit avec précaution, et le lendemain il arriva au Caire avec les autres. »

La réconfortation fut en quelque sorte instantanée, le ressort de la vie instantanément tendu.

Les faits prouvent, mais n'expliquent pas.

Empruntons donc quelques faits à la science d'observation. Examinons ce fluide si merveilleux, la liqueur prolifique, qui jouit de la propriété de communiquer au germe, par son seul contact, la première impulsion vitale. On donne la vie à des milliers de germes, animés, accrus et développés ainsi, sous ses yeux, par l'influence d'imprégnations artificielles. Ainsi, trois grains de semence mis dans une livre d'eau, *un seul globule* aqueux peut opérer une fécondation. Ce globule spermatisé ne contenait qu'*un billionième* de grain. Voilà bien l'*aura seminalis*, ou force propre contenue dans le liquide albumineux, qui lui sert d'enveloppe.

Mais il y a plus, et les proportions de petitesse ou de grandeur, ne sont, pour les semences végétales elles-mêmes, dans l'acte de fécondation, qu'un jeu de la nature. Qui pourrait croire que les semences de quelques plantes d'une finesse imperceptible sont continuellement suspendues dans l'atmosphère? Qui pourrait croire, si l'expérience ne nous le prouvait tous les jours, que, sous les enveloppes d'une semence, dont la finesse échappe parfois, même au microscope; qui pourrait croire, dis-je, que là est enfermé un végétal en puissance? Qui pourrait croire, enfin, que dans l'embryon du gland, existe, en *infiniment petit*, le plus grand arbre de nos forêts, et qu'il ne lui manque que le développement? Mais ce développement n'aura lieu que lorsque la semence sera placée dans des conditions convenables. D'où lui vient cette puissance? De quelque chose d'invisible, d'*infiniment petit*, qui, déjà, échappe à la vue, et qui échappera plus tard à l'analyse. Mais toutes les merveilles ne sont pas épuisées. Qu'on calcule le nombre de glands que peut fournir un chêne! un seul gland pouvant faire de l'univers une forêt de chênes!!!

Or, quand des atomes peuvent engendrer un être tout entier, jusqu'à quel point a-t-on le droit de les taxer d'impuissance, alors qu'il ne s'agit que de le modifier? Si un atome donne la vie, est-il plus difficile de concevoir qu'il puisse changer sa manière d'être? Quand *le plus* nous saute aux yeux dans les procédés de la nature, comment *le moins* serait-il déclaré impossible?

Puisque le dynamisme est partout la vraie source des phénomènes visibles, puisque le dynamisme seul donne la vie et la soutient, puisque le dynamisme seul fait vivre, voyons s'il lui est donné de faire mourir.

Tout le monde sait avec quelle rapidité une goutte *d'acide prussique*, mise sur la langue d'un cheval, le tue à l'instant même, sans laisser dans l'organisation la moindre trace visible. Or, qu'est-ce que *l'acide prussique?* Le composé le plus fugace, le moins stable, le moins fixe de la chimie, le plus volatile de tous peut-être.

Les substances minérales elles-mêmes produisent quelquefois des effets délétères horribles en se volatilisant.

On lit dans l'*Union Médicale* ce qui suit : « On sait que les fumigations mercurielles ont été proposées pour détruire les insectes parasites, et en particulier les punaises, qui infectent souvent par milliers les objets de literie des hôpitaux. Une des salles de l'hôpital de la marine de Rochefort était tellement infectée de ces insectes, que les malades ne pouvaient y trouver un instant de sommeil. On résolut d'employer les fumigations mercurielles. On ferma alors toutes les ouvertures ; on alluma cinq fourneaux, et on versa 20 kilogrammes de mercure métallique dans des creusets. Lorsqu'on supposa l'action mercurielle suffisante pour détruire les punaises, on chauffa fortement la salle, et on la ventila. Enfin, après vingt-cinq jours de chauffe et de ventilation alternatives, on crut pouvoir rouvrir la salle, et l'on y plaça 43 malades.

» C'était en décembre; le temps froid, la chaleur de la salle modérée, *trente-neuf heures* ne s'étaient pas écoulées, que déjà *plusieurs* malades se plaignaient d'une sensation anormale de chaleur dans la bouche, avec les *gencives rouges* et *gonflées*, et commençaient à *saliver*. Le lendemain, le nombre en était augmenté : la salle fut évacuée. Néanmoins, deux jours après, des 43 malades, il y en avait 39 qui étaient affectés de stomatite mercurielle, à divers degrés d'intensité. Le plus grand nombre guérit en treize ou vingt jours; chez quelques-uns, la maladie fut de plus longue durée.... Pour anéantir les émanations mercurielles, pendant trois mois on chauffa, on fit dégager, en grande abondance, du chlore; on repeignit les lits, on blanchit à la chaux, etc. »

Quant aux venins d'animaux, le moindre atome suffit pour faire mourir un animal. M. le professeur Bonelli, de Turin, fit piquer un animal avec une des dents dont était armée une tête de serpent à sonnettes, qui était, depuis quinze à seize ans au moins, en dessication, exposée à la poussière et à l'action de toutes les variations de l'atmosphère, et qui auparavant avait déjà passé plus de trente ans dans l'esprit de vin. A son grand étonnement, et à celui de ses élèves qui l'assistaient, il vit périr l'animal une heure après.

Le docteur Héring rapporte « que deux hommes, après avoir bu dans un cabaret, tombèrent mort presque immédiatement; l'hôtelier, pour se disculper, crut ne pouvoir mieux faire que de boire du même vin, et il mourut aussi. Après toutes recherches faites, on trouva dans la barrique une vipère qui y avait pénétré avant qu'on l'eût remplie. »

Fontana, le plus fameux des disciples de Haller, expérimentateur sagace et intrépide, a cherché à déterminer la quantité de venin de vipère nécessaire pour faire mourir un animal; or, il est résulté de ses expériences, qu'un MILLIÈME DE GRAIN de venin, introduit dans un muscle, suffit pour tuer un moineau.

« Une cuisinière rôtissait une oie; la famille, avant de se mettre à table, mangea du pain trempé dans la lèchefrite. Tous en moururent. La cuisinière, interrogée, déclara qu'on n'avait touché qu'à la graisse. Pour s'assurer de cette allégation, on en donna à un chien, qui en mourut promptement : alors on ouvrit l'oie, et l'on trouva un crapaud dans son ventre. »

« On appliqua un vésicatoire derrière l'oreille à un enfant, pour une surdité; pour le premier pansement, la mère prit une feuille de choux, couverte de chenilles; elle se contenta de la secouer, et l'appliqua sans la nettoyer. L'enfant éprouva, bientôt après, une douleur ardente; mais la mère l'attribuant à l'effet du pansement, ou à un caprice de l'enfant, ne s'y arrêta pas, et son fils mourut le troisième jour, dans les souffrances affreuses d'une gangrène qui s'était étendue sur tout le dos. »

Dans le règne végétal, certaines plantes ont un venin qui jouit des propriétés les plus incompréhensibles! Elles surpassent en force les poisons métalliques les plus corrosifs, elles donnent la mort en un instant, sans exciter de vomissements, d'évacuations, ni de mouvements convulsifs. Telle est cette plante de la côte d'Angola, dont parle de La Brosse, dans son voyage aux régions intertropicales. « Il vint, dit-il, sept ou huit nègres en palanquin, qui étaient les principaux de Lowango, qui présentèrent la main aux officiers français et anglais, pour les saluer. Ces nègres avaient frotté leurs mains avec une herbe qui est un poison très-subtil et qui agit très-instantanément, lorsque malheureusement on touche quelque chose.... Ces nègres réussirent si bien dans leurs mauvais desseins, qu'il mourut sur-le-champ cinq capitaines et trois chirurgiens. » Comment les nègres se préservaient-ils de la mort qu'ils donnaient aux autres ? De La Brosse garde à cet égard le plus profond silence.

Le *woorara*, appliqué en poudre, en très-petite quantité, tue promptement.

On sait la puissance vénéneuse des différentes espèce d'*ipo*, l'*upas ticuté*, et l'*upas antior*, des îles Bornéo et Java.

Les effluves qu'exhalent certaines plantes, la rosée ou les gouttes de pluie découlant de leurs feuilles, peuvent produire des effets nuisibles, ainsi qu'on l'a dit du *mancenillier* et du *rhus toxicodendron*. La vapeur qui s'exhale du premier de ces arbres est tellement pernicieuse, qu'elle peut donner la mort à celui qui a l'imprudence de se reposer sous son ombrage ; et M. le professeur Van Mons, de Bruxelles, a prouvé que les effets délétères du *rhus toxicodendron* sont produits par une substance toute vaporeuse, toute gazeuse, qui s'échappe de la plante vivante.

Au sujet du *rhus*, on raconte que le docteur Dufresnoy cultivait à Valenciennes le *rhus*, qu'il préconisait beaucoup, et dont il voulait étendre l'usage. Il en avait donné quelques pieds à un botaniste de Cambrai, auquel il écrivit en 1794 : *Comment vont nos chers rhus? qu'il me tarde les voir !* Cette lettre, interceptée et lue au comité révolutionnaire, son auteur fut incarcéré et traduit devant le tribunal d'Arras, sous le proconsulat de Joseph Lebon, comme fauteur et partisan des RUSSES ; mais, heureusement, la révolution du 9 thermidor le sauva de l'échafaud, auquel il avait été condamné.

Travaillez donc dans l'intérêt de la science et de l'humanité sous le règne de la démagogie ! !

Le *Dictionnaire des Sciences Médicales* cite des faits nombreux, entre autres « un des garçons de M. Noisette, ayant essuyé, avec une très-petite quantité de mousse, l'intérieur d'un entonnoir de verre qui recouvrait une bouture de mancenillier, et dont la transparence était obscurcie par la transpiration de la plante; comme sa main avait, autant que la mousse peut-être, frotté contre le verre, il fut, *quelques minutes après*, attaqué d'une éruption érysipilateuse, qui lui prit la main entière, le bras jusqu'au coude, et dont il fut huit à neuf jours à se guérir. »

L'*éther*, le *chloroforme*, subjuguent en un instant le dynamisme vital, et le plongent dans un état de torpeur et d'insensibilité.

Les anciens avaient déjà observé les vapeurs malfaisantes de certains végétaux.

A quelle conclusion sommes-nous amenés par l'irréfragable logique des faits? A cette conclusion, que la vie, qui est le résultat d'une action et d'un agent dynamiques; que la vie, dont le maintien et la conservation sont tout dynamiques, peut être détruite par une action dynamique aussi de sa nature; et que ce qui fait mourir, comme ce qui fait vivre, sont des forces, c'est-à-dire des puissances immatérielles, invisibles, réfractaires aux réactifs, impondérables et insaisissables de leur nature, comme tout ce qui est primitif.

Passons à la pathologie.

Ici se présentent à nous deux propositions corrélatives : la première, que c'est le dynamisme vital, ou soit l'ensemble des forces vitales, qui seules conçoivent la maladie; la seconde, que les causes en dehors de nous qui, pour la produire, affectent ces forces, n'ont elles-mêmes, ni un autre mode d'action, ni un autre caractère. Venons à la première.

L'analogie entre les actions qui se passent aux barrières extérieures de l'organisme, à la peau, et celles qui se passent dans l'intimité de notre être, contribuera puissamment à mettre au jour l'action toute dynamique, et du principe de vie, et des causes étrangères qui l'affectent.

Le praticien qui a observé la pustule maligne ou charbonneuse sur les animaux, sur l'espèce bovine principalement, n'ignore pas que le contact d'une seule goutte de sang sortie de ces pustules, avec la peau du berger, suffit pour faire développer une pustule semblable, quelle que soit la promptitude et le soin qu'il mette à l'enlever et à se laver.

Ne cite-t-on pas des cas nombreux où une simple piqûre de mouche a inoculé la maladie du charbon, et amené la mort?

Les cas d'hydrophobie, développés malgré la cautérisation la plus prompte et la plus exacte, ne sont point rares.

Cette proposition peut devenir plus évidente encore, en considérant la génération des maladies.

Un virus, comment agit-il sur l'organisme?

Avec la rapidité de l'éclair. Un instant suffit à l'organisme pour devenir vénérien, varioleux, pestiféré, une fois que l'excitant de la syphilis, de la variole, de la peste, a touché une partie de nous-même.

Comme un instant suffit à l'organisme femelle pour concevoir, et qu'un instant suffit aussi au choc du silex avec le fer pour donner la lumière, l'unité merveilleuse du principe de vie explique ce mystère, et *l'absorption* est tout-à-fait impuissante à le faire comprendre. Non que le *virus* ait *matériellement* infecté, dans un instant indivisible, tous les organes de l'économie, non; la chose serait physiquement impossible; mais la force de vie a *conçu* la maladie; l'*aura morbi* lui a été transmise, et désormais elle va donner des produits varioleux, pestiférés ou cholériques, et remplacer les produits physiologiques par des produits morbides.

Un homme se trouve dans un état paisible et tranquille; il est content, serein, joyeux même; ses actions respirent le bonheur et annoncent un état prospère. Cet homme reçoit une triste nouvelle : tout-à-coup, avec la rapidité de l'éclair, son âme a subi une révolution soudaine ; de gai, il est devenu triste, et désormais, toutes ses actions vont en porter l'irréfragable empreinte. Les pleurs, les plaintes, les signes de l'affection la plus vive, marqueront l'acuité de sa douleur. Tout le cortége des impressions déprimantes indiqueront les autres phases de l'affection pathétique. De même pour les principes morbides : dès qu'ils ont touché l'organisme, ils lui ont fait subir une modification aussi instantanée qu'incompréhensible. De sain, l'organisme est devenu, dans un instant et tout-à-coup, malade.

Toutefois, le principe morbifique ne se manifeste à l'extérieur qu'au bout de deux, quatre, huit jours, et même davantage : ceci annonce que la maladie intérieure a *mûri* et *fructifié;* de même que la fleur, organe de la fructification chez les plantes, annonce que les végétaux ont atteint leur maturité ; de même que le développement du fœtus annonce que la conception a eu lieu, et que les signes de la douleur chez l'homme affligé démontrent la prompte et forte modification qu'a subi son être.

Ces rapprochements appartiennent à une raison sévère ; car les maladies qui se propagent, étudiées dans cet esprit, démontrent que la comparaison entre les lois de leur production et celles de la germination, la floraison et la fructification des plantes, éclaire puissamment ce problème. En effet, un germe, placé dans des circonstances propices à son développement, parvient à sa *maturité*, forme un individu analogue à celui dont il émane, qui donnera naissance à un autre de la même espèce, et ainsi successivement dans une progression qui, n'ayant pas de terme, ne peut pas avoir de mesure. Mais la *propagation* est liée à la *floraison* de la vie. Voir *fleurir* un arbre, c'est admettre que sa vie s'est développée et qu'elle est *complète ;* mais c'est admettre aussi, qu'*avant* la fructification et la floraison, il y avait une *vie*. Donc, dans la série des phénomènes que présentent les existences animales et végétales, on observe des phases constantes et très-distinctes : 1° celle de la fécondation; 2° l'incubation ; 3° l'éclosion ou la naissance; 4° l'évolution ou le développement successifs jusqu'à la maturité parfaite; 5° la fructification ou la reproduction. Transportons ceci à la pathologie, et faisons-en l'application à la génération des affections morbides. Une personne est infectée aujourd'hui d'un germe quelconque; ce n'est qu'au bout de quatre, six, huit jours, souvent quinze, davantage même, que les produits de l'infection apparaissent aux parties externes. L'intervalle qui s'écoule entre le moment de l'infection et celui où la maladie s'est déclarée, est la période de germination et de l'accroissement du germe inoculé ; il représente parfaitement cette stade latente et silencieuse pendant laquelle la graine confiée à la terre subit une incubation fécondante. L'éruption et les autres symptômes ne sont, plus tard, que le germe morbide déployé; comme la floraison et la fructification représentent, pour le germe végétal, l'époque de son évolution visible. Voyez les fluides impondérables ou miasmes : ils se comportent de la même manière. Lorsqu'ils pénètrent dans un organisme, non assez puissamment réfractaire à leur action, ils y restent quelque temps à l'état *d'incubation;* puis ils éclosent, se développent, produisent, sur les divers tissus, des tâches, des efflorescences, des papules, des boutons, des pustules, des végétations, etc., qui représentent leur *floraison* et leur *fructification*, au moyen desquels ils se régénèrent et se propagent.

Donc, dirons-nous, ce que la pathologie des amphithéâtres regarde comme *la racine* des maladies éruptives, par exemple, n'est que le *produit* des ravages terribles que la maladie a exercés, que sa fructification. Que dirait-on de l'agriculteur qui, pour modifier la vie de l'arbre, s'en prendrait aux fleurs et aux fruits? (1) Et c'est cependant ce que fait si souvent la thérapeutique.

(1) Voir une maladie locale dans le cep de vigne malade, est une grave erreur ! On confond le *produit,* la *fructification* de la maladie, avec la maladie elle-même.

En effet, la destruction de la fleur et des fruits n'entraîne pas la mort du végétal. Il en est de même de la syphilis, des dartres, des maladies psoriques et éruptives. Corroder les chancres, les dessécher, les détruire par des moyens violents, s'attaquer, en un mot, aux symptômes extérieurs, c'est donner à la maladie une nouvelle force; comme tailler les arbres, c'est leur donner une nouvelle vigueur : aussi, au printemps suivant, le végétal n'en donne que des fleurs plus belles. Les maladies et leur germe ont aussi leur printemps. Après la destruction matérielle de leurs apparences extérieures, qui n'est que le produit de la fructification, elles poussent de nouvelles fleurs, que les médecins ont l'innocence de prendre pour une nouvelle maladie.

Venons à la seconde proposition, savoir : que les causes extérieures sont elles-mêmes dynamiques ou vitales de leur nature.

Quelle atmosphère plus infectée d'émanations malfaisantes que celle des marais Pontins? Et pourtant, les miasmes sont quelque chose d'impalpable, d'impondérable, d'incoërcible, d'insaisissable, moins saisissable encore que les virus-vaccin et rabéique, puisqu'il a été prouvé expérimentalement que l'atmosphère des marais Pontins ne contient rien de nuisible à la santé, rien qui ne se trouve dans l'atmosphère la plus salubre. Il en a été de même dans les lieux infestés par le choléra. Tous les observateurs ont fait la remarque expresse, qu'au sein de l'atmosphère, il peut exister des émanations plus subtiles, qui échappent aux instruments les plus délicats; preuve évidente que l'atmosphère peut contenir des principes, des miasmes, des agents qui, se révélant par des actions destructives sur les organismes, restent pourtant cachés aux investigations les plus délicates des chimistes.

Quels sont, en effet, les agents producteurs de toutes les épidémies, pour ne parler que du fléau qui désole en ce moment la Russie? Où sont les caractères physiques de ses agents? Quel chimiste a découvert leurs propriétés? Quelle est leur odeur, leur couleur, leur volume? Quels réactifs décèlent leur présence? Ne sait-on pas que l'analyse n'a rien trouvé? On sait que l'air n'est jamais plus pur à Constantinople que quand la peste désole cette ville.

S'il en est ainsi des virus ou agents divers qui sont appliqués à la surface cutanée, n'est-il pas raisonnable d'en inférer qu'il doit en être de même de ceux qui sont ingérés? Et cette induction ne devient-elle pas une vérité prouvée, lorsqu'on en trouve, tels que l'*aconit*, la *noix vomique*, dont l'action se fait sentir presque instantanément, et avant qu'on puisse supposer aucun travail d'absorption? Vous admettez que *le mal* peut advenir à l'aide d'un *quid* imperceptible, et vous déniez que *le bien* puisse advenir d'une manière analogue!

Concluons donc que tout ce que l'on sait des propriétés des miasmes contagieux, se réduit à une connaissance imparfaite des *véhicules* dans lesquels ils existent; ajoutons aussi, et c'est là une proposition qu'il nous reste à démontrer, que ces véhicules ne paraissent pas leur être *essentiels*.

Les miasmes contagieux, en effet, ne gardent aucune espèce de rapport naturel avec leurs véhicules, pas plus que les *poisons* animaux avec les substances qui, sans les constituer tels, leur servent de conducteurs naturels.

Le poison de la vipère, par exemple, est une liqueur douce, qui, d'après Fontana, ressemble à l'huile d'amandes douces; il en est de même du virus contagieux. Le bubon d'un pestiféré contient un pus blanc, épais, uniforme et *contagieux* comme celui d'un abcès ordinaire, qui, lui, n'est pas contagieux. La pustule maligne, le chancre vénérien, la lymphe variolique, le venin de serpent, la bave d'un chien enragé, peut-on les reconnaître dans leurs véhicules naturels et les en séparer? peut-on les isoler et leur donner une existence à part? Non. Tous les réactifs restent sans voix pour dire même le premier mot de l'énigme. Cependant, si vous appliquez ces poisons à l'organisme, ses souffrances, son désaccord fonctionnel, ne manqueront pas d'accuser leur présence et leur action mauvaise; il en est de même de la virtualité des médicaments.

C'est, encore une fois, que la partie *active* du virus, du poison, du miasme, n'est pas ce liquide albumineux, gélatineux, blanchâtre, au milieu duquel il se trouve *invisible;* ces liquides, véhicules des forces actives, conducteurs des agents invisibles de mort, de vie ou de maladie, sont à notre disposition; la nature ne les a rendus ni invisibles, ni insaisissables; le chimiste, l'anatomiste, peuvent les étudier à leur aise. Mais, vains efforts! le *principe* vivifiant, celui qui distingue essentiellement la semence, source de vie, du poison de la vipère, source de mort, nous échappe : les apparences physiques et chimiques de ces deux liquides sont pourtant analogues.

La nature fait, qu'on nous permette cette comparaison, avec les agents invisibles de ses opérations, les forces, ce que l'art opère chaque jour pour les odeurs : *ne pouvant leur donner un corps*, il les enchaîne, *les attache à un liquide.* C'est ainsi que l'art procède avec les eaux distillées, les esprits ardents, les eaux de senteur. Eh bien! que l'odeur et les aromes aient disparu de ce liquide, que vous dira la chimie sur le principe qui lui prêtait des odeurs si suaves, des parfums si délicats? Rien. On sait, au contraire, que le même véhicule en chimie, et dans l'art du parfumeur, peut servir de conducteur à des odeurs entièrement différentes, à l'odeur de l'œillet, à celle du jasmin, de la rose, du musc, et autres. Pourquoi n'en serait-il pas de même dans l'économie des organismes? Rappelons-nous qu'on a récemment mêlé le sperme avec les véhicules les plus variés, avec le sang, le vinaigre, l'eau, la bile, et l'imprégnation artificielle des animaux a été suivie de la fécondation. Aussi trouve-t-on dans la nature, à-peu-près et partout, les mêmes liquides comme véhicules des principes actifs les plus divers : c'est l'albumine, la gélatine, la sérosité. Voilà les conducteurs des principes les plus diversifiés de vie, de mort ou de maladie.

Et que conclure de tout ceci, sinon que la pathologie est

congénère des autres parties de l'art? Que conclure, sinon qu'une *cause morbide* est toujours et partout le produit d'une *force*, et que la *substance* à travers laquelle elle nous apparaît n'est que l'*enveloppe* grossière qui la cache; que les forces extérieures n'ont d'action sur nos organes qu'à condition de trouver en nous des forces sur lesquelles elles agissent : de là, l'invisibilité, l'instantanéité des actions pathogénétiques, soit dans les contagions, soit dans les épidémies, soit dans l'inoculation artificielle ou matérielle des maladies; car ce sont partout des forces qui se heurtent, se combattent, se combinent, se séparent, se neutralisent, ou se dominent réciproquement entre elles. C'est de leur résultat que dérivent notre état sain ou morbide, notre mort, notre existence, notre vie.

C'est ce que fait l'homœopathie, qui, aux forces vivantes, oppose des forces médicamenteuses dégagées de toute enveloppe; forces qui, pénétrant dans toutes les parties les plus secrètes de l'organisme avec une promptitude extrême, se trouvent en présence des forces morbifiques, agissent directement sur elles.

Ainsi, cette question des forces vives médicamenteuses se lie essentiellement à celle des forces vives physiologiques et à celle des forces vives morbifiques; ce qui groupe en un seul faisceau doctrinal la physiologie, la pathologie et la thérapeutiqne dynamiques.

Il y a donc en toute science, et particulièrement en médecine, et des faits sensibles qu'on voit, et des faits invisibles qu'on conçoit, et des faits qu'on démontre, et des faits qu'on induit, et des faits qui apparaissent, et des faits plus cachés qui, sans apparaître, régissent les autres faits et les gouvernent. Or, ce sont ces faits invisibles qui, étant les seuls essentiels, sont les seuls importants, car ils sont les générateurs des autres faits; et, en toutes choses, CE QUI NE SE VOIT PAS GOUVERNE CE QUI SE LAISSE VOIR à l'apparence. Ces faits, ce sont les forces de natures diverses : ces forces sont derrière les phénomènes visibles; elles sont là pour les produire; elles sont là pour les modifier en bien ou en mal; et puisqu'elles sont les vraies causes, en les modifiant nous modifions les phénomènes; « car les vrais ressorts de » notre organisation, dit Buffon, ne sont pas ces muscles, ces » veines, ces artères, que l'on décrit avec tant de soin et d'exac- » titude. Il réside des forces intérieures dans les corps organisés, » qui ne suivent point du tout les lois de la mécanique grossière » que nous avons imaginée, et à laquelle nous voudrions tout » réduire. Pensée exprimée, avec la différence des termes, par le » Newton français. » « Aux limites de cette anatomie visible, » dit Laplace, commence une autre anatomie, dont les phéno- » mènes nous échappent; aux limites de cette physiologie exté- » rieure, et toute de formes, d'action et de mouvement, se trouve » une autre physiologie invisible, dont les principes, les pro- » cédés et les lois, sont bien autrement importants à connaître. » Et nous ajouterons aussi qu'aux limites de cette thérapeutique matérielle et volumineuse des substances, existe une autre thérapeutique autrement importante à savoir, et autrement utile à pratiquer.

Nous avions donc raison de dire que les agents les plus féconds de la nature sont des êtres insaisissables, qui, comme l'électricité, le magnétisme, la chaleur, la gravitation, la lumière, n'ont ni odeur, ni saveur, ni couleur, ni volume, ni dimensions acquises, ni figures déterminées, ni proportions définies; qui sont en toutes choses, sans être aperçus nulle part; qui gouvernent les faits sans se laisser voir eux-mêmes; qui pénètrent partout, et ne se laissent point pénétrer dans leur essence : agents de vie, de santé, de mort et de maladie, la nature les a partout disséminés, dans l'immensité de l'espace, sous les formes gracieuses de fleurs, dans les liquides que prennent ou rejettent les animaux ou les plantes. A ces agents invisibles, à ces forces, est dû notre premier souffle; à eux aussi notre dernier soupir; d'eux seuls vient la perpétuité de notre existence, et à eux se rapporte la source des maux qui nous accablent. Les sources de la vie, de la santé, de la mort et de la maladie, sont toutes sous la dépendance du même principe; car c'est une force, un souffle qui nous crée, nous tue, nous conserve, produit nos maux, et occasionne nos souffrances.

Il nous resterait à prouver que la thérapeutique est et doit être congénère des autres parties de l'art; que c'est aussi un souffle, une force qui guérit souvent nos maux et les soulage. Resterait à prouver que la thérapeutique des forces, que la thérapeutique dynamique, que la thérapeutique vitaliste (car c'est tout un), est aussi, parmi toutes les thérapeutiques possibles, sinon la seule réelle, au moins la plus prompte, la plus sûre, la plus commode et la plus efficace de toutes; qu'elle seule peut réaliser les trois grandes conditions que *Celse* exigeait de toute thérapeutique fructueuse, de guérir vite, de guérir sûrement, et de guérir agréablement les maladies. Resterait à prouver qu'il doit y avoir une thérapeutique dynamique; mais cette conclusion se déduit si logiquement de ce qui précède, qu'elle se pressent d'elle-même, et cette thérapeutique est dans la doctrine homœopathique. Cette question est si importante cependant, que nous croyons devoir nous y arrêter un instant.

Nous lisons, dans une séance de l'Académie de Médecine de Paris, un fait qui témoigne puissamment de l'action thérapeutique des agents imperceptibles. M. Lafarge, se livrant à des recherches sur les effets de l'insertion sous-épidermique de *l'opium,* a fait ses expériences avec UNE GOUTTE de *laudanum de Sydenham,* DÉLAYÉE : 1° dans **25** gouttes d'eau; 2° dans **50** gouttes; 3° dans **100** gouttes; et constamment, dit-il, il a obtenu le MÊME RÉSULTAT; c'est-à-dire une papule de trois lignes et demie, entourée d'une auréole rose, avec chaleur et prurit. Certes, si *un cinq centième* de grain d'opium, réduit à *un millième* de grain, puis à *deux millièmes,* produit constamment, quand il est introduit sous l'épiderme, un effet *palpable et visible,* à plus forte raison donnera-t-il un effet *dynamique,* qui résulte de la simple impression sur des organes vivants, qui réagissent en raison de leur vitalité même.

M. Soubeyran, chef de la pharmacie centrale de Paris, dans son rapport à l'Académie de Médecine, sur la nouvelle préparation ferrugineuse de Vallet, pharmacien, donne, pour preuve convaincante de la supériorité de cette préparation, le fait suivant, qu'il a mis hors de doute, savoir : que *le fer, en raison de la modification essentielle et inconnue qu'il a subie, y jouit de propriétés bien plus actives* à des doses bien MOINS ÉLEVÉES.

Or, tout ceci, s'écrie M. d'Amandor, tout ceci a été discuté et publié par cette même Académie, qui, ayant repoussé tout d'abord l'action thérapeutique de tout agent imperceptible, se trouve amenée, par ses propres travaux, à admettre ce qu'elle avait rejeté, et à professer hautement qu'un médicament peut y gagner en efficacité, tout en diminuant son volume.

Celse n'a-t-il pas dit : « Les médicaments agissent par leur *substance*, par *une certaine vertu qui est en eux.* »

« Si l'on a dit, en parlant des réactions chimiques, *corpora » non agunt nisi sint soluta,* on peut dire que la création ani- » male ne peut avoir lieu qu'au sein du liquide ; ne pouvons-nous » pas dire de même pour une grande partie des remèdes ? » Ils sont sans action, s'ils ne sont pas divisés.

M. Récamier, au terme de sa carrière médicale, après avoir usé si largement, pendant sa longue pratique, de tout l'arsenal allopathique, est venu nier *la puissance massive* des médicaments, admise jusque-là par tous et par lui-même, et publier, dans le *Journal des Connaissances Médico-Chirurgicales* (16 janvier 1851, p. 34), « QUE C'EST AUX PRINCIPES IMPONDÉRABLES » SEULS QUE CHAQUE MÉDICAMENT DOIT SA FAÇON D'AGIR, SA » PUISSANCE, SON EFFICACITÉ, CHAQUE MÉDICAMENT ÉTANT UN » CONDUCTEUR SPÉCIAL DES PRINCIPES IMPONDÉRABLES. »

Il espérait, dans un ouvrage de longue haleine qui l'occupait depuis fort longtemps, démontrer que « *les principes impondérables sont les seuls agents véritablement modificateurs, et que les milliers de corps pondérables qui forment notre richesse phar-*

maceutique, ne sont que DES MILLIERS DE SUPPORTS, QUE LES VÉHICULES DES PRINCIPES IMPONDÉRABLES. »

Cette démonstration eût été fort curieuse, et surtout fort utile : l'illustre professeur aurait eu de la chance, si l'homœopathie n'y eût pas trouvé un peu de son bien caché sous le manteau académique.

Chaque médicament étant un conducteur spécial des impondérables, chacun d'eux jouit donc d'une propriété spéciale; c'est là le dynamisme, ou la médicalité des médicaments.

Le célèbre Bréra ne dit-il pas (le passage est trop favorable à l'homœopathie pour ne pas citer même ce qui ne se rattache pas spécialement à la question qui nous occupe) « que l'auteur de l'*Anthologie* a fait voir que *belladone,* qui produit dans l'*homme sain* » des PHÉNOMÈNES SEMBLABLES à ceux de l'hydrophobie, est un remède puissant contre cette cruelle maladie? (t. XVIII); de même le » *datura stram.* calme à l'instant l'angine de poitrine, parce que » cette substance est capable de produire elle-même des PHÉNOMÈNES SEMBLABLES (1821, 1822, *prosp. clin.*). Une gastrodynie » hystérique, rebelle pendant deux ans à tous les remèdes, et en » dernier lieu au *magistère de Bismuth,* donné aux doses ordinaires, céda, comme par enchantement, à de *petites doses* du » même *magistère de Bismuth* (un grain combiné au sucre de » lait, qui avait été *divisé en cent doses*). Il fut, sans nul doute, » conduit à de tels résultats par l'observation et l'expérience; » mais celles-ci furent dirigées dans le principe : 1° par la considération d'un passage d'Hippocrate à lui indiqué par Blumenbach, quand il en suivait les leçons à Guœttingen : *les maladies peuvent être guéries par des remèdes capables de produire* » *analogie du mal;* 2° par l'action des virus contagieux, et principalement par ceux de la *variole* et de la *vaccine*, qui, *étendus à* » *un état presque immatériel*, et ensuite inoculés, développent, » après un certain temps, une action tellement puissante, qu'il » s'allume dans l'organisme *un procédé qui multiplie à milliards les atomes contagieux introduits.* »

« Nous devons toujours avoir présent, que plus les *matières* » *sont fines et subtilisées*, plus les *effets* qu'elles produisent sur » les organismes vivants sont *grands*. La lumière, le calorique, » l'électricité, etc., nous en fournissent des exemples évidents. » Les phénomènes que l'on rencontre à chaque instant dans l'é- » tude de la nature, nous convainquent suffisamment des in- » comparables pouvoirs *de la matière subtilisée, d'une manière* » *presque inconcevable.* »

Cependant, on dira, continue M. d'Amador, ces faits peuvent être réels, mais le bon sens y répugne; si le bon sens s'insurge contre l'action des agents imperceptibles, autant vaudrait dire qu'il s'insurge contre l'expérience. Or, le bon sens et l'expérience ne sont et ne peuvent être contradictoires; donc, si le bon sens refuse de croire à l'action des agents imperceptibles, le bon sens a besoin d'être refait, et il le sera par l'expérience. La science, qui n'est que l'expérience réfléchie, a refait ainsi le bon sens à plusieurs reprises. Le bon sens a cru, pendant des siècles, à la fixité de la terre, et la science astronomique a corrigé le bon sens, en le mettant d'accord avec elle.

Et pourrions-nous, dès-lors, dédaigner une thérapeutique qui n'est que l'application d'une de nos maximes les plus certaines? Aux forces vivantes malades, opposons donc les forces des substances naturelles, mais dégagées de toute enveloppe; ces forces vont se trouver en présence; elles vont se trouver agir directement, et sans intermédiaire, les unes sur les autres : de là, des guérisons plus promptes; de là, des guérisons plus sûres; de là, des guérisons plus agréables. Nous disons des guérisons, et non des miracles! Nous disons aussi que, tout comme la cause de mort, qui s'adresse à la vie sans intermédiaire, la détruit plus vite et plus sûrement que tout autre (*l'acide prussique* et tous les poisons vitaux, qui tuent subitement, par exemple); de même, la cause curative, ou, en d'autres termes, le remède qui, sans intermédiaire matériel, s'adressera le plus directement possible à la vie malade, détruira plus vite, et mieux, la maladie.

La thérapeutique dynamique est à la médecine ce qu'a été l'étude de l'électricité et des impondérables à la chimie, ce qu'a été l'étude des forces motrices à l'industrie. Depuis quand ces sciences et ces arts font-ils des progrès qui étonnent, et trouvent-ils des applications pratiques réputées jusqu'à nous impossibles? Depuis que, dégagés de la matière, ils s'adressent aux *forces* qui la gouvernent, la meuvent et la dirigent. La chimie n'est science que depuis que Lavoisier l'a rendue pneumatique, c'est-à-dire dynamique. L'industrie ne nous étonne que depuis qu'on y applique les forces motrices, qu'on calcule leur action, et qu'aux moteurs lourds et massifs de l'industrie primitive, on substitue des agents aériens et presque invisibles : la vapeur, par exemple. Qu'on observe la nature dans ses plus grandes et ses plus mystérieuses opérations. Les forces les plus puissantes, les plus promptes, les plus incompréhensibles dans leurs effets, ne sont-elles pas celles qui sont le plus dégagées des formes matérielles? L'électricité, le galvanisme, le magnétisme, l'attraction, l'aimant, la lumière, le calorique, ces moteurs si puissants du mouvement et de la vie de l'univers, se présentent tous à nous sous une forme immatérielle. Tous les effets dont nous sommes les témoins doivent être le produit d'une loi constante et fondamentale.

L'extrême division des substances médicales n'agit-elle pas en vertu de la même loi? L'art, en réduisant les médicaments à des atomes, pour mieux guérir, ne fait qu'imiter la nature, qui réduit aussi à des atomes ses agents, pour mieux donner la vie, la modifier, l'altérer, la détruire.

J'ai nommé l'électricité. Je lisais ces jours-ci dans le *Journal des Savants*, qu'à l'Institution Polytechnique de Londres, le célèbre professeur Bakoffner expérimentait une nouvelle pile végétale : elle est formée d'un simple citron, contenant en lui-même les *éléments de la pile*, *l'acide excitant*, la *membrane poreuse* et le *réservoir;* sa durée d'action est subordonnée à celle du liquide citrique qu'il renferme, et peut se maintenir huit à dix jours en activité. Il décompose l'eau, agit puissamment sur l'aiguille magnétique, précipite les métaux, et peut, à l'état de batterie, au nombre de six ou huit couples, transmettre des signaux à travers le détroit.

Dans une des dernières séances de l'Académie des Sciences de Paris, M. Amussat vient de faire connaître les heureux résultats qu'il a obtenus par l'électricité, employée comme agent thérapeutique.

« J'ai, dit-il, 1° cautérisé l'intérieur d'une grenouillette du volume d'une grosse amande; 2° cautérisé l'intérieur d'une vaste cavité anfractueuse, occupant toute la face postérieure de la glande mammaire, chez une femme de vingt-quatre ans, et j'en ai obtenu la cicatrisation; 3° fait l'ablation de deux tumeurs ayant dix centimètres de longueur et huit centimètres de largeur, etc., etc. Pour faire ces ablations, ajoute M. Amussat, j'ai employé le procédé suivant : Je traverse la base de la tumeur avec une aiguille portant une anse de fil de platine; lorsqu'elle est parvenue au côté opposé, je la retire en coupant l'anse. J'ai alors deux fils distincts, dont les extrémités sont mises en rapport avec les pôles de deux batteries électriques. En tirant doucement les fils en sens opposés, on fait l'ablation de la tumeur; il reste ensuite une surface *cautérisée* que l'on panse avec des compresses d'eau simple, jusqu'à guérison complète. »

Grand succès obtenu par l'électricité et par un *invisible.*

Nous terminerons en disant que la matière est vaincue, et que le dynamisme triomphe.

CHAPITRE VIII.

Objections et réponses.

Il nous a été adressé un nombre considérable de lettres, et parmi les signataires figurent plusieurs docteurs en médecine. Comme il nous serait impossible de discuter individuellement avec chacun d'eux, nous nous sommes décidé à grouper ici leurs objections, et à leur adresser publiquement notre réponse.

Déjà une lutte s'était engagée, ces jours-ci, dans *la Guienne;* mais l'adversaire *public* de l'homœopathie s'étant retiré, nous n'avons pas à examiner le motif de cette retraite. Dans le travail qui précède, nous avons répondu à plusieurs propositions par lui soulevées, mais seulement indirectement.

Nous avions ajourné le moment d'une réponse directe, ne voulant pas interrompre la suite des idées que nous devions établir, ne voulant pas éparpiller nos forces, et courir le risque de voir le lecteur s'égarer au milieu de ce labyrinthe d'objections et de réponses. Pourquoi le tairions-nous? Nous voulions enfin laisser notre adversaire s'engager au gré de son impétuosité.

Aujourd'hui, nous répondrons une à une à toutes les objections faites à l'homœopathie; nous ne perdrons rien du sérieux et du positif habituels de notre argumentation.

On nous a accusé de nous poser en prophète. Certes, nous

avons PROUVÉ par des FAITS qu'il ne fallait qu'ouvrir les yeux pour voir les progrès incessants de l'homœopathie dans toutes les parties du monde.

Nous avons PROUVÉ par des chiffres, cette démonstration brutale et irréfragable, *sa supériorité sur toutes les doctrines rivales*. Et ici, ce sont les *administrateurs des hospices* qui se sont chargés de l'établir. En effet, ne l'oublions pas, à l'hôpital annexe de l'*Hôtel-Dieu*, à Paris, il y a 199 lits; 100 sont affectés à l'homœopathie, et 99 à l'allopathie. Là, les deux doctrines rivales sont en présence. Eh bien! dans les trois dernières années, l'homœopathie a eu 399 décès, sur 4,663 entrants, soit 85 p. 1,000; l'allopathie, 411 décès, sur 3,724, soit 113 p. 1,000.

Donc :

Décès dans les salles traitées allopathiquement, 113 p. 1,000.
Décès dans les salles traitées homœopathiquement, 85 p. 1,000.
Différence en *faveur de l'homœopathie*, 28 p. 1,000.

On nous reproche d'avoir écrit dans un journal politique.

Deux fois déjà, cela nous est arrivé, et *toujours* après y avoir été provoqué. Il y a quelques années, une attaque vive fut dirigée contre l'homœopathie, par un professeur de l'École de Médecine de Bordeaux; nous répondîmes. Ces temps derniers, on a cité dans ce même journal une longue tirade d'une brochure où l'homœopathie était indignement attaquée; nous avons encore répondu. En vérité, le reproche est étrange : on attaque l'homœopathie dans un journal politique, et on se plaint qu'on réponde à l'attaque dans ce *même journal!*

On dit que nous eussions dû écrire dans un journal de médecine; mais on sait bien que ce journal ne nous eût pas ouvert ses colonnes.

N'est-il pas sous l'influence de l'École, et l'École ne regarde-t-elle pas comme indigne de son attention même, l'homœopathie? Les journaux de Paris n'ont-ils pas montré la plus révoltante partialité, en se refusant d'insérer la réponse à des attaques personnelles ; et le médecin homœopathe n'a-t-il pas été forcé de recourir au papier timbré?

Nous serons franc, nous dirons que nous nous sommes félicité de l'occasion de faire connaître l'homœopathie, cette pauvre victime qu'on eût bien voulu étouffer par le silence. Eh bien! le public, que l'on croit étranger à toutes ces questions de science, l'est beaucoup moins qu'on ne le suppose ; et, comme c'est lui qui est le premier intéressé, que c'est lui qui vaincra le mauvais vouloir, il était bon de le mettre à même d'apprécier avec son bon sens où était la vérité, dans une lutte qui s'établissait.

On dit : « Pourquoi l'École de Paris repousse-t-elle l'homœo-» pathie, si l'homœopathie est une science sérieuse? » Et on nous donne la liste des célébrités médicales.

Pourquoi? Parce que les préjugés des savants, acquis péniblement, doivent, par cela même, leur être plus chers. On conçoit à quel point doit être repoussée une méthode qui vient brutalement renverser les vieux édifices de la science ; mais n'y a-t-il pas une orgueilleuse légèreté à proscrire, sans examen préalable, une doctrine qui a l'unique tort de dépasser l'horizon de leur savoir ? Il y a lèse-humanité à ne pas l'adopter, si elle est vraie; à ne pas en démasquer, s'il y a lieu, toute la fausseté.

Puis, notez-le bien, à l'allopathie il suffit, et cela est plus facile, d'étudier un groupe de symptômes, le rattacher à un cadre scholastique de nosologie, l'attaquer en vertu des préceptes du maître ; à l'homœopathie, il faut une attention plus sérieuse, une exploration plus minutieuse en présence de désordres graves de l'organisme, car elle doit en tarir la source à l'aide d'une seule substance pure, dont l'atténuation est justement calculée d'après la sensibilité du sujet, son âge, son sexe, les circonstances environnantes, antécédentes, l'intensité du mal, son origine, l'état chronique caché sous l'état aigu, la complication, etc.

Mettons, avant tout, hors de cause, tant de praticiens que

l'âge, d'importants travaux, et une pratique brillante, mettent dans le cas d'être peu désireux d'innovations, peu disposés à recommencer de pénibles études; rendons hommage à ceux d'entre eux qui, sans rien préjuger, invitent la jeunesse à vérifier la doctrine nouvelle; plaignons ceux qui ne savent pas unir cette dernière couronne à celles qu'ils ont si souvent méritées; mais respectons en eux le *sommeil d'Homère*, et ne les accusons pas. Cette part faite, par des motifs dont il n'est pas donné à chacun de se prévaloir, reste celle qu'il faut attribuer à la frivolité, à l'indifférence, à l'amour-propre.

La frivolité a passablement à s'égayer de l'homœopathie : le sujet est fertile, les épigrammes faciles.

L'indifférence (le mot paresse serait dur) ne peut être étrangère aux progrès de l'homœopathie. Examinons les hommes, et convenons qu'il en est peu qui, une fois placés dans la carrière, soient disposés à s'enfermer dans une série illimitée de nouvelles études. Oserions-nous, de bonne foi, avancer que la vaccine se fût établie en quelques années, si, au lieu de la trouver au bout de la lancette, il eût fallu chaque fois l'extraire des nombreux ouvrages qui composent la matière médicale de Hahnemann?

On dit encore : « Ne serait-ce pas par l'influence de l'imagina-
» tion, par l'expectation, par le changement du régime, que sem-
» ble guérir l'homœopathie? »

Assertions fragiles! Vous invoquez l'imagination; mais c'est sur un grand nombre d'enfants que roulent les plus brillantes observations des homœopathes. Qui pourrait avoir le secret de guérir par l'imagination, le croup, les fièvres pernicieuses, les aliénations mentales, les fièvres cérébrales avec délire, etc.? La médecine vétérinaire prouve, en outre, le succès de la méthode; et d'ailleurs, la plupart des médecins qui ont tenté leurs premiers essais, se sont bien gardé d'en parler à leurs malades, puisque eux-mêmes n'y croyaient pas encore. Leurs premières cures, celles qui ont ébranlé leur foi médicale, et établi leur confiance en de nouveaux moyens, ne peuvent rien devoir à leur imagination.

Est-ce la médecine expectante, la nature qui guérit? Cette nature a bien de la bonté pour les homœopathes. Si, par la médecine expectante, on a confié à la nature le soin d'amener à leur guérison certaines maladies simples, en a-t-elle jamais abrégé le cours, comme le fait l'homœopathie, pour la rougeole, l'érysipèle, etc., dont elle obtient constamment la résolution, comme celle de presque toutes les phlegmasies aiguës, en un, deux, trois ou quatre jours?

Vous vous retranchez dans le régime? Eh bien! ce régime est au moins particulier à l'homœopathie; si c'est à lui qu'elle doit son effet, il est, à lui seul, une grande découverte. Traitez une gastrite aiguë ou chronique avec des tranches de bœuf et des consommés, nous verrons si vous obtenez les mêmes résultats que l'homœopathie obtient, dans le même cas, avec ses atomes de médicaments.

On dit « que les homœopathes procèdent d'une manière superficielle, qu'ils ne recherchent pas les causes internes des maladies, qu'ils n'en étudient que les signes extérieurs, contre lesquels seuls ils agissent, tandis que les allopathes recherchent et combattent les causes internes, et que par conséquent ils guérissent plus rapidement. »

Ce n'est pas sans raison que Hahnemann a tonné contre la funeste tendance qu'on a eue de tous temps à *fonder* les règles du traitement sur des *opinions fantastiques*, relativement à la nature *interne* des maladies. De là sont sorties à toutes les époques les plus déplorables contradictions. Les malades qui ont consulté plusieurs médecins pourront dire comment chacun émettait des vues différentes, et conseillait une autre méthode curative, toujours en prétendant agir *rationnellement*. Hahnemann a évité les contradictions de ce genre. Suivant lui, on ne doit pas juger les maladies d'après des conjectures hasardées sur leur nature *intime*, qui est pour la plupart du temps hors de notre portée, et d'après des hypothèses sur l'alcalinité, l'acidité, la putridité des humeurs, mais uniquement d'après les signes qui frappent nos sens. Aussi veut-il que, dans chaque cas morbide individuel, on se procure une connaissance exacte *de tous ces signes*, même d'un grand nombre de phénomènes dont personne n'a tenu compte jusqu'ici, afin de se former une image *complète* de la maladie, et de choisir d'après elle celui des médicaments que l'expérience nous apprend lui correspondre le mieux.

Bien que l'allopathie prétende qu'une méthode curative rationnelle doit toujours avoir pour point de départ la *cause interne* de la maladie, et qu'il n'est possible de guérir qu'en détruisant cette cause, elle n'est cependant pas parvenue à nous l'indiquer. Comme la cause interne de tous les phénomènes de la vie se dérobe à nos regards, de même il nous est impossible d'atteindre à celle de la maladie, qui n'est autre chose qu'une modification de la cause interne et occulte de la vie. La connaissance de la cause interne de la vie, et par conséquent aussi de la maladie, dépasse les bornes de l'intelligence humaine.

Quiconque suit fidèlement et avec circonspection la route tracée par Hahnemann, se préserve des illusions dans lesquelles ne tombe que trop souvent celui qui prétend approfondir la nature des maladies, et il évite toutes les tristes conséquences d'un traitement fondé sur des idées funestes ou des spéculations hasardées. Dès que les symptômes sont éteints, il faut bien que la cause interne et occulte, ou ce qu'on nomme l'essence de la maladie, soit détruite aussi. Telle est la logique simple des homœopathes; mais peut-être est-elle trop simple, trop peu entourée d'un nuage d'érudition scholastique, pour être partout accueillie.

On nous assourdit sans cesse des essais homœopathiques faits en 1833 par M. Andral, à Paris, et qui n'ont eu aucun succès.

Mais, en vérité, on ne saurait comprendre l'insistance de nos adversaires sur les expériences de M. Andral. Quoi! il suffit d'être homme de talent, de mérite, pour s'improviser homœopathe! il suffirait de dire : je fais de l'homœopathie, et, si on ne réussit pas, d'ajouter : donc, l'homœopathie est une mauvaise chose! Que prouvent les insuccès de M. Andral, sinon que M. Andral a fait de l'homœopathie sans savoir la faire? Qu'on le croie bien! l'homœopathie *exige une étude longue, patiente, difficile et laborieuse*, et C'EST LA QU'EST LE PLUS GRAND OBSTACLE QU'ELLE AIT A VAINCRE. Ajoutons que M. Andral, quand il a fait ses expériences, en 1833, n'avait aucun guide et ne connaissait pas l'homœopathie, car son collègue, membre de l'Académie de Médecine, M. Jourdan, imprimait alors : « M. ANDRAL N'A PAS PUISÉ AUX SOURCES VÉRITABLES, FAUTE DE CONNAÎTRE LA LANGUE ALLEMANDE, ET IL NE CONNAISSAIT PAS L'HOMŒOPATHIE. » (La matière médicale n'était pas alors encore traduite.) Et il prouve à M. Andral combien il était incompétent dans toutes ses expériences : il lui dit : « Il est inconcevable qu'un » homme du mérite de M. Andral..., il n'aurait pas dû permettre » qu'on attachât son nom à une chose qu'il est impossible de qualifier... ou la note entière est une plaisanterie, ou elle a été » faite par un infirmier. » Patience, d'ailleurs... M. Andral, en ce moment, emploie les granules : ne fera-t-il pas, avant longtemps, un pas de plus? Patience encore... Admettrait-on, comme concluantes, des expériences en homœopathie faites par ses adversaires? La bonne foi s'inscrirait contre une appréciation qui en serait la conséquence.

On nous dit « que nous ne nous expliquons pas clairement sur » *l'action* des médicaments sur l'organisme. »

C'est que là il y a mystère. Savons-nous pourquoi les *nitrates* influencent les voies urinaires? pourquoi la *cantharide* porte sur la vessie? pourquoi *l'opium* fait dormir? Nous ne pouvons faire d'autre réponse que celle d'Argan : *Quia est in eo virtus dormitiva.*

Quelle est la substance réellement active dont les effets ont pu être expliqués? Le raisonnement a-t-il présidé à l'adoption du *quinquina*, du *soufre*, du *mercure?* Le hasard seul a dévoilé leur spécificité, et leur emploi est un pur empirisme.

On nous dit que le principe et le fait *fondamental* de l'homœopathie « *est radicalement erroné, controuvé, imaginaire et faux.* »

Pour prouver que le principe et le fait fondamental de l'homœopathie *n'est pas radicalement erroné, controuvé, imaginaire et faux*, nous n'avons pas invoqué les travaux de Hahnemann ou des homœopathes; on eût suspecté tout ce qui avouerait une pareille origine; nous avons *invoqué le témoignage des maîtres de la science dans le passé, les plus hautes autorités du temps présent.* Le principe homœopathique est donc sous la sauvegarde de l'allopathie, qui, bien malgré elle, en a prouvé la tradition et la vérité. Les aveux en faveur de l'homœopathie échappés à toutes les Écoles, sont assurément le plus puissant argument qu'elle puisse invoquer.

Dans un des derniers numéros du journal de M. Trousseau, nous lisons, après avoir recommandé, concurremment avec le *seigle ergoté*, les injections d'eau *très-chaude* dans la *métrorrhagie :* « Par l'application du calorique, on favorise bien la congestion hémorrhagique; mais, *au bout d'un certain temps*, cette congestion *diminue*, et *l'hémorrhagie diminue.* »

Nous ne répéterons pas ici toutes les preuves que nous avons données, et tant d'autres qu'il nous serait si facile de multiplier.

Pratiquement aussi, l'homœopathie ne *prouve-t-elle* pas la vérité de la *loi des semblables?*

On dit encore : « Si notre méthode (la méthode allopathique) » est fausse, comment, depuis des siècles, avons-nous guéri » tant de malades? »

On invoque ici l'expérience. Nul doute que beaucoup de malades n'aient été guéris par l'ancienne méthode. Mais examinons comment la guérison a eu lieu. Dans beaucoup de cas, nous savons positivement que les allopathes ont employé des moyens qui *agissaient homœopathiquement à leur insu*, et que l'action n'était *lente* et *accompagnée de nombreux accidents*, qu'en raison de *l'exagération* des doses, puisque, quand celles-ci étaient faibles, la guérison avait lieu avec une grande rapidité. *L'ipécacuanha*, le *mercure*, le *soufre*, et autres substances, en fourniraient des exemples. Quand ce cas n'avait pas lieu, et que cependant la santé se rétablissait peu à peu, tantôt la nature venait au secours du malade, tantôt l'organisme était forcé de se maintenir dans un état contraire à celui de la maladie par l'effet *primitif* du médicament employé, jusqu'à ce que la maladie eût été vaincue par là, ou qu'elle eût accompli son cours naturel. Mais imposer ainsi par violence à l'organisme un état opposé à celui qui existait auparavant, devait avoir des suites très-graves, comme le témoigne assez l'issue si fréquemment funeste des traitements allopathiques.

Quand on s'est familiarisé avec l'homœopathie, on reconnaît souvent avec surprise pourquoi le moyen mis en usage dans tel ou tel traitement allopathique n'a point réussi; pourquoi, au contraire, un autre a produit si promptement des effets salutaires : on découvre pourquoi tel remède, vanté comme spécifique contre une maladie purement nominale, échoue fréquemment dans un autre cas morbide désigné sous le même nom; on conçoit comment les médicaments ont pu déterminer parfois des effets différents et opposés, suivant qu'on les donnait à *forte* ou *faible* dose : l'*ipécacuanha*, par exemple, exciter ici le vomissement et calmer le spasme d'estomac; là, provoquer les règles et faire cesser les spasmes utérins; la *rhubarbe*, fortifier l'estomac et suspendre la diarrhée à *faible* dose, et purger à *haute* dose; l'*opium*, porter au sommeil et accélérer aussi l'action du système vasculaire; le *musc*, stimuler, et cependant aussi apaiser les spasmes. Toutes ces contradictions inexplicables dépendaient uniquement de ce qu'à faibles doses de médicaments, leurs effets primitifs seuls se prononçaient, tandis que, sous l'influence des fortes doses, l'organisme se trouvait simultanément dans la nécessité de mettre en jeu sa réaction, à moins que, par l'effet du hasard, le remède ne fût homœopathique et à dose convenable, et que, par cela même, il guérît sur-le-champ la maladie, sans provoquer d'effets accessoires.

Mais que de catastrophes souvent produites par les vomitifs, les purgatifs, dans les vomissements et les diarrhées! Et de combien de maux le *mercure*, ce spécifique par excellence, n'a-t-il pas été l'origine? Eh bien! dans la doctrine de Hahnemann, tous les médicaments reconnus *spécifiques* par l'ancienne École et guérissant certaines maladies, sont conservés. A l'aide de *la loi des semblables*, tout s'explique : on comprend parfaitement pourquoi un remède a réussi dans une circonstance donnée, pourquoi il a échoué dans une autre.

« Les doses infinitésimales, » disent certains de nos antagonistes (et nous leur supposons de la bonne foi), « sont contraires à la » raison : elles répugnent au bon sens; on ne sait ce que c'est; » toute leur vertu est dans la crédulité des malades. L'homœopa- » thie, » disent d'autres (auxquels nous ne ferons pas le même honneur qu'aux précédents, pour peu qu'ils connaissent les sciences médicales), « n'emploie que les poisons les plus actifs; ses petites » doses sont dangereuses; il ne faut pas s'y laisser prendre. »

De telles objections ne doivent presque pas nous arrêter : en fait, elles se détruisent l'une par l'autre : elles reposent sur des bases qui s'excluent mutuellement; en principe, elles sont sans fondement, comme sans vérité.

Nous aimons bien mieux ces gens qui, après avoir démontré dans un salon la nullité des doses hahnemanniennes, vont les dénoncer comme des poisons dans un autre. On sent bien que nous n'avons rien à dire à des hommes de cette force.

Nous répondrons à un passage d'une lettre qui nous a été

adressée, par les lignes suivantes; celui à qui elles s'adressent nous comprendra :

Un médecin allopathe observait devant un cultivateur qu'il donnait souvent les mêmes médicaments que les homœopathes dans les mêmes maladies, et que, malgré les fortes doses, il ne pouvait pas, dans la plupart des cas, en venir à bout. Le cultivateur lui répondit : Si on enfonce l'aiguille la plus fine dans l'œil d'un bœuf, on arrivera jusqu'à lui donner la mort; quand, au contraire, on pousserait un fer de la grosseur d'une poutre, on pourrait bien ne lui faire aucun mal. Cette poutre, c'est vos gros remèdes, lesquels, justement parce qu'ils sont gros, ne pénètrent pas dans les profondeurs de l'organisme.

Si je place, ajoutait un autre dans un sens différent, un petit grain de millet dans un lieu et en un temps convenable, il en naîtra un épi, et de celui-ci des centaines, des millions d'autres, pour en couvrir des champs entiers; et si vous enterrez un plein boisseau de grains de millet, les laissant enfermés dans leur mesure de fer, il n'en naîtra rien du tout.

Reste maintenant une autre objection, qui a été posée avec une solennité désespérée; nous allons l'examiner quant au fond, en oubliant la forme, car l'homœopathie ne se compromettra pas en parlant un langage autre que celui de la science.

Citons notre adversaire : « Je m'engage solennellement à » prendre, pendant huit jours, une quantité de *quinine* égale à » celle qu'on donne ordinairement comme fortifiant ou comme » fébrifuge..., et si ces préparations me causent un accès de » fièvre *caractérisé par les trois périodes : frisson, chaleur et* » *sueur...* »

D'abord, quelque bonne foi que nous accordions *individuellement* à un ennemi, *scientifiquement* nous devons la lui refuser. Supposons l'expérience acceptée; il faudra donc que l'homœopathie se fasse geôlière de l'allopathie pour surveiller sa victime, éviter qu'elle ne trouble l'action de la dose de *quinquina* donnée, obtenir qu'elle se soumette rigoureusement au régime, qu'elle frissonne, qu'elle grelotte, qu'elle brûle et qu'elle sue... On le voit, l'impossibilité saute aux yeux, et ce mode d'expérience est impraticable.

Puis, survînt-il l'un ou l'autre symptôme, les *trois* pourraient bien ne pas se présenter avec une égale intensité ; on parlerait de celui-ci, on nierait celui-là. Mais supposons encore que la fièvre eût ses trois stades, l'individualité de notre adversaire est-elle suffisamment importante pour convertir tous les allopathes? Lui-même nous a prouvé le peu de cas qu'il fait des individualités que nous avons citées. Un nouvel expérimentateur ne se représenterait-il pas le lendemain, un autre le surlendemain? L'homœopathie se trouverait entraînée à une perte de temps que personne ne pourrait lui consacrer, et elle se soumettrait ainsi à tous les caprices. Ce rôle ne conviendrait, ni à sa dignité, ni à son rang dans la science.

Mais passons sur cette impossibilité de fait ; entrons plus avant dans la question.

Nous lui demanderons d'abord si le quinquina *guérit* TOUJOURS une fièvre caractérisée par les trois stades : frisson, chaleur et sueur. Si sa réponse est négative, comme nous n'en doutons pas, pourquoi le quinquina *les donnerait-il* TOUJOURS?..

Notre réponse est catégorique ; mais ce n'est pas assez. Nous ajouterons qu'il la guérira toujours *quand il couvrira* COMPLÈTEMENT L'ENSEMBLE DES SYMPTÔMES, et qu'il sera dès-lors parfaitement homœopathique.

Quant à l'expérimentation d'un médicament sur l'homme sain (c'est en effet le nœud de la proposition), nous dirons que tous les *expérimentateurs n'éprouvent pas* les *mêmes symptômes ;* et vous, Monsieur, qui nous avez dit avoir *expérimenté* plusieurs substances médicinales, vous devriez le savoir. Pourquoi alors nous avoir posé, comme CONDITION EXPRESSE, de provoquer TROIS SYMPTÔMES DÉTERMINÉS ?

Invoquons l'allopathie : elle répondra qu'elle n'est jamais *cer-*

taine de développer, à l'aide de médicaments, *une série de symptômes déterminés d'avance.* En preuve, deux exemples. Assurément, tout le monde conviendra que le *mercure provoque la salivation :* eh bien! six fois sur dix, les praticiens vous diront que le *mercure* n'a pas amené de salivation; ils ajoutent même que les hautes doses la donnent plus rarement que les petites. Un fait entre mille :

« Fabrice de Hilden rapporte qu'une femme qui était auprès de son mari, que l'on frottait avec une pommade *mercurielle* dans une étuve, éprouva une salivation telle, que son gosier se remplit d'ulcères. » (*Dictionnaire des Sciences Médicales*, t. XLIII, p. 546.)

Le chloroforme rend-il insensibles tous ceux qui sont soumis à son action?

L'expérience répond négativement!

On le voit donc, ON NE PEUT répondre de PROVOQUER D'UNE MANIÈRE ABSOLUE, PAR UN MÉDICAMENT, DES SYMPTÔMES DÉTERMINÉS.

Disons, d'ailleurs, que le *quinquina* a été essayé par des hommes sains : Walter, Hermann, Truthor, Clauss, Wislicenus, Homboug, les savants Dufresne, Peschier, Héring, Hartmann, médecins assurément bien connus, ont constaté des *symptômes fébriles* en expérimentant le *quinquina* sur eux-mêmes. Je dis symptômes *fébriles,* car l'homœopathie ne reconnaît pas le vague du mot fièvre, la fièvre ayant des nuances qui décident du choix du médicament.

Il nous serait facile d'invoquer la pratique des médecins qui ont reconnu que le *quinquina,* pris à trop haute dose, laissait au malade des symptômes fébriles; et les malades, en grand nombre, le certifieraient au besoin. Qu'on lise, à cet égard, les docteurs Sainte-Marie, de Lyon, M. Bretonneau, entre autres.

On dit « que les sangsues et les opiacés, si utiles dans la dys-

» senterie, ne la donnent pas à l'individu qui se porte bien; et » cependant l'homœopathie repousse ces deux médicaments. »

Pour répondre, il nous faut entrer dans un autre ordre d'idées.

Les sangsues n'agissent que mécaniquement, en favorisant la réaction de l'organisme; l'opium n'agit que palliativement. Je m'explique. Dans les maladies inflammatoires, indépendamment de l'état général ou dynamique, on a affaire à une ou plusieurs congestions locales. Que fait l'application des sangsues? Elle diminue mécaniquement la congestion locale, et la *spontanéité* vitale fait le reste; car la saignée, de quelque façon qu'on l'emploie, ne fait que faciliter la réaction de l'organisme contre la maladie. Or, du moment qu'on pourrait démontrer qu'à l'aide de moyens médicamenteux *spécifiques*, il serait possible de déterminer cette réaction, l'inutilité de la saignée deviendrait évidente, si ce n'est lorsque la congestion est trop violente pour que la réaction s'opère sans déplétion préalable. Eh bien! c'est là le cas de l'homœopathie : elle a des remèdes *spécifiques* pour les cas inflammatoires.

Croit-on que les homœopathes repoussent la saignée? Non : ils l'ordonnent dans certains cas; Hahnemann lui-même la recommande, rarement, cela est vrai, parce qu'elle est très-rarement nécessaire.

Quant aux opiacés, nous répondrons d'abord que, la médecine employant l'opium, tantôt avec le camphre, tantôt avec la camomille, le tartre stibié, le sulfate de potasse et de zinc, il est impossible de dire quelle est l'action provoquée par pareille association de remèdes.

L'opium pur est un médicament exceptionnel. Son action est très-passagère; il est stupéfiant; il émousse la sensibilité générale. Il n'est aucun remède dont les effets *primitifs* soient plus difficiles à juger, à raison de la célérité avec laquelle ses effets primitifs se développent et se perdent dans les effets *consécutifs*, ou réaction de l'organisme.

Nous ne contesterons pas à l'opium, antipathiquement donné,

une efficacité réelle dans quelques maladies; mais, comme le dit Hahnemann, l'effet curatif n'a lieu que parce que l'effet primitif et palliatif de l'opium trouve ces maladies encore dans l'acte de leur formation, et que l'organisme n'est point encore désaccordé. Comprimé par la puissance sédative de cette substance, l'organisme rentre dans un état d'harmonie dont il n'était pas complètement sorti : c'est ce qu'on voit arriver dans une diarrhée, une toux commençante, etc.

Mais que l'on tente la cure des mêmes affections amenées par le temps à l'état chronique; on remarquera que, non-seulement les maladies sont *rebelles* à l'opium, mais qu'elles deviennent plus graves. Les maladies chroniques ne sont-elles pas la pierre de touche de toute bonne action médicamenteuse?

On dit encore : « Nous prenons dans chaque système ce qu'il » y a de bon, et nous nous faisons gloire de n'avoir aucun sys- » tème arrêté. »

C'est-à-dire que vous êtes éclectiques.

En effet, l'anarchie a été telle en médecine, qu'il y a eu impuissance à fonder une doctrine réunissant sous une même loi, et harmonisant entre elles la physiologie, la pathologie et la thérapeutique. De là est né l'éclectisme. Mais l'éclectisme est l'absence de tout principe, la négation de tous les systèmes, puisqu'il les rejette tous, se bornant à faire des emprunts à chacun : l'éclectique est l'homme sans conviction scientifique. « Les éclectiques en médecine, dit le professeur Broussais, choisissent, assurent-ils; dans toutes les doctrines, ce qu'il y a de bon, et rejettent constamment ce qui est mauvais. Ils sont donc toujours des hommes d'un mérite supérieur; ils ne se trompent jamais dans le choix qu'ils font dans les différentes sectes, et il suffit de s'inscrire dans la leur pour être infaillible désormais. Voilà, j'espère, une belle dose de présomption. Ainsi donc, parce qu'un sot prend le titre d'éclectique, il se trouvera à l'instant même transformé en un homme d'un jugement exquis! Le plus mince étudiant, qui aura entendu vanter l'éclectisme, s'en ira parcourir les cours et les bibliothèques; il s'érigera en juge suprême des médecins qui ont blanchi dans l'étude et dans la pratique; il reviendra chargé d'un *farago* de sentences et de recettes contradictoires, et, parce qu'il n'aura embrassé aucune secte, il s'annoncera au monde savant comme un médecin à l'abri de l'erreur. Y pensez-vous, Messieurs de l'éclectisme? La vie de trente patriarches, accumulées sur la tête d'un homme, et consommée dans l'étude et dans la pratique, n'y suffirait pas. Que si vous répondez qu'il n'est pas besoin de tout lire, mais de prendre toute la substance des doctrines, pour en pressurer et en extraire tout ce qu'il y a de bon, je vous répondrai que si une semblable tâche, qui, d'ailleurs, ne conviendrait, comme je viens de le dire, qu'à un génie supérieur, était possible, elle *serait déjà remplie :* elle aurait *produit une doctrine,* et L'ÉCLECTISME N'EXISTERAIT PLUS. Mais quand je vous vois vous imposer réciproquement l'obligation d'aller ainsi glanant dans les auteurs, pour faire ainsi en *quelques années* ce que des savants, des *savants* laborieux, n'ont pas exécuté dans une *longue suite de siècles*, je ne puis m'empêcher de rire de votre folie; vous nous faites, sans le savoir, l'aveu formel de la fictilité de toutes les doctrines, et c'est avec des matériaux plus imparfaits que chacun de vous prétend s'en former une excellente pour son usage particulier! Pourriez-vous mieux vous y prendre, si vous vouliez nous prouver que la médecine n'est qu'un amas de traditions vraies et apocryphes, de préceptes bons et mauvais, de pratiques utiles et nuisibles, et que, par conséquent, elle n'est pas digne d'être placée au rang des sciences? Oui, sans doute, c'est bien cela que vous voulez dire, et c'est parce qu'il n'y a point de bonne médecine que chacun de vous travaille à s'en faire une avec des mauvaises.

» J'admire aussi l'accord qui règne entre vous : vous vous concédez réciproquement la liberté de choisir, et vous n'affichez pas la prétention de forcer les autres à admettre ce que vous avez admis ; vous avez vos opinions, et vous allez jusqu'à vous dispenser de raisonner ; car, si vous raisonniez, vous seriez des doctrinaires.

» S'ils se décidaient à discuter, ce serait pour expliquer une maladie d'après Boerrhaave, une autre suivant Stoll, une troisième suivant le système de Brown, une quatrième par les éléments, une cinquième d'après ce qu'ils croiraient savoir de la médecine physiologique. Ils le feraient, n'en doutons pas; car, agir autrement, ce ne serait plus être éclectique, et ils auraient la confiance qu'ils ont toujours fait la meilleure application possible de ces théories.

» D'après ces réflexions, il me paraît évident que dire qu'on est éclectique, c'est dire qu'il n'y a pas de bonne doctrine, que tous les maîtres ont déliré sur un grand nombre de points, et qu'on est le seul, parmi tous les médecins passés et présents, qui ne se trompe jamais. Mettez ces assertions dans la bouche d'une centaine de docteurs ; figurez-vous ces docteurs se conférant réciproquement le droit d'avoir raison, et se disant chacun à lui-même : C'est moi seul qui pense bien, tous les autres sont des maniaques; et dites-moi, lecteur judicieux, si de tels personnages ne sont pas l'opprobre de la médecine. Il me paraît, en effet, qu'ils le sont, pour trois raisons : la première, parce qu'ils font croire qu'il n'y a point de bonne médecine; la seconde, parce qu'ils prouvent que cette partie de l'étude de nos connaissances peut rendre les hommes inconséquents et orgueilleux; la troisième, parce qu'ils nous ôtent l'espoir de voir jamais la médecine devenir une science. »

Voilà donc où en sont arrivés, après trois mille ans de travaux, des hommes d'un esprit supérieur et d'un grand savoir : à l'éclectisme, cette négation de tous les systèmes, et leur adoption partielle à la fois; espèce de macédoine scientifique, véritable habit bariolé de toutes couleurs. Ainsi, quand on est éclectique, on épuise le sang, cet aliment de la vie; on stimule, on racle les intestins, pour évacuer *l'humeur peccante,* d'après l'autorité des *Diafoirius* et des *Purgon;* on brûle, on excorie les tissus, comme le faisaient ces médecins de l'antiquité, que Celse appelait *lanio doctores;* on vous stimule, parce que Brown a dit que toutes les maladies provenaient d'un manque *d'excitement;* on vous empoisonne avec des doses énormes d'émétique, attendu que, dans tous les cas morbides, il y a, selon Rasori, excès de *stimulus,* et que ce médicament est *contro-stimulant;* on vous affaiblit par une diète exagérée, par des bains, des sangsues, pour combattre l'entité morbide que Broussais, homme de génie d'ailleurs, inventa faussement comme cause de toute maladie.

Le *Journal des Connaissances médicales pratiques et de Pharmacologie,* dans son numéro du 20 juin dernier, publie l'article suivant :

« Le bruit avait couru qu'une chaire d'homœopathie serait » créée à la Faculté de Paris, et voici comment ce bruit a été » reçu. Quelques professeurs ont dit : Il est fâcheux de n'être » pas assez riche pour pouvoir donner sa démission; d'autres, au » contraire, ont bien accueilli ce projet, en pensant que c'était » le meilleur moyen d'anéantir, par la publicité d'un cours, la » pseudo-science des homœopathes. »

Nous admettons pour un moment que l'auteur de cet article, M. le docteur Caffe, a été exactement informé sur tout ce qui s'est passé à l'occasion de ce qu'il appelle un *bruit.* Messieurs les professeurs de la docte Faculté sont rangés par lui en deux catégories distinctes, par la manière dont ils l'ont accueilli. Non, non, il nous répugne d'insulter à ce point les professeurs de l'illustre Faculté. Eh quoi ! il s'en trouverait parmi eux, parmi ces hommes éminents auxquels est confié le ministère auguste d'apprendre l'art de guérir ses semblables, il s'en trouverait qui feraient d'une question d'honneur une question de *pot au feu ! proh pudor !!* Et la *question du pot au feu* l'aurait emporté sur celle de l'honneur !!! Nous ne pouvons y croire, et cependant c'est ce qui résulte des lignes que nous avons citées. La création d'une chaire homœopathique serait, à leur avis, une telle honte pour le professorat médical, qu'ils pensent à leur démission; mais ils ne se trouvent pas assez riches pour se soustraire à cette honte!!

Le reste de ces hauts personnages en hermine pense que la création d'une chaire homœopathique serait le *meilleur moyen* d'anéantir, par la publicité d'un cours, la pseudo-science des homœopathes; et tous ces hauts personnages restent oisifs, ils n'engagent pas, que disons-nous? ils ne prient point, ils ne supplient pas le pouvoir de créer cette chaire qui doit enfin faire rentrer dans le néant, dont ils n'auraient jamais dû sortir, ces pseudo-savants, ces homœopathes dont rien encore n'a pu arrêter les progrès!!!

Évidemment ce mot de *bruit* n'est pas suffisant pour exprimer tout ce qui a eu lieu à l'occasion d'un projet de créer un enseignement homœopathique; des professeurs ne peuvent penser à donner leur démission sur un simple *bruit*. Il y a donc eu quelque acte d'initiative de la part du Gouvernement, touchant cette importante innovation. Quelles causes l'ont empêché de la réaliser? Nous ne pourrions que rapporter des *bruits* en réponse; nous préférons garder le silence et nous confier à l'avenir, qui convertit toujours *en faits positifs* tous les projets qui ont un objet sérieusement utile.

Terminons par une réponse générale à l'ensemble des objections :

La matière médicale allopathique est un chaos; ce sont les princes de la doctrine qui l'ont affirmé. Comment le praticien y puisera-t-il ses moyens d'action? comment se reconnaîtra-t-il dans cet arsenal de thérapeutique, au milieu d'armes de tous genres, entassées pêle-mêle depuis tant de siècles?

Aussi voyons-nous les plus grands efforts aboutir généralement au *statu quo* de la thérapeutique, ou à l'adoption de moyens que justifient à peine quelques succès chèrement achetés, et que le temps rejette successivement dans l'ombre. A ce point que, si les brillantes conquêtes de la chirurgie sur l'empire de la mort ne frappaient tous les regards et ne laissaient retomber sur la médecine quelques rayons de la faveur générale, celle-ci, se trouvant réduite à son expression hygiénique, aurait fait son temps.

Quant au principe, elle ne saurait en avoir ; en eût-elle un, *ne connaissant pas l'action d'un médicament sur l'homme sain,* elle ne saurait en faire l'application.

Que l'homœopathie est différente! elle vous donne :

1° La connaissance des effets purs des médicaments;

2° La loi qui établit le rapport nécessaire entre le médicament et la maladie, et qui préside aux indications thérapeutiques;

3° Une pharmacopée convenable, c'est-à-dire des médicaments simples, constants dans leurs préparations, efficaces et sans dangers.

Ici plus de conjectures théoriques, d'idées préconçues, plus de recherches Baconiennes des causes occultes, plus de suppositions sur les vertus générales des médicaments : tout est science et raison; plus de ces conceptions imaginaires de ce qui doit se passer dans l'intimité de l'organisation, qui n'ont pour base que la manière de voir individuelle et arbitraire du médecin qui les énonce, et que repoussera un autre médecin : d'où il résulte que, plus une consultation sera nombreuse, plus on aura d'opinions sur l'essence de la maladie, et d'incertitude sur le mode de traitement. La médecine homœopathique, dans ce cas, ne voit pas cette divergence; elle seule a le pouvoir de réunir les opinions, et cela se conçoit, puisqu'elle n'admet de guide fidèle, pour le choix d'un remède, que l'expression véritable de la souffrance organique, c'est-à-dire l'ensemble des symptômes; et d'indication curative, que l'analogie des symptômes morbides, et ceux que peut produire sur un homme sain une substance pure. Elle a l'avantage de connaître d'avance tous les *effets* du remède donné, sa *durée* d'action, *l'antidote* qui peut au besoin atténuer ses effets, s'ils étaient trop violents.

J'ai nommé la chirurgie. L'homœopathie rend inutiles une foule d'opérations douloureuses ou dangereuses. Il est facile de s'en rendre compte. Si nous examinons sans préventions ou préjugés les maladies chirurgicales réputées extérieures qui ne proviennent pas d'une *lésion mécanique* de la substance organique, nous voyons qu'elles sont, les unes des produits locaux de maladies générales, des affections locales secondaires, dans lesquelles se reflètent les maladies inhérentes à l'organisme entier; les autres, des affections locales primitives déterminées par des influences dont l'action s'est exercée localement. Tout chirurgien sait que, même dans la méthode allopathique, beaucoup de maladies chirurgicales peuvent être guéries par des moyens internes, seuls, ou secondés d'applications extérieures, et que, même dans beaucoup de cas, il vaut infiniment mieux recourir aux premiers qu'aux seconds, parce que celles-ci entraînent souvent des suites fâcheuses. Nous n'ignorons pas que souvent la nature provoque une maladie locale tout exprès pour débarrasser ou préserver une partie essentielle à la vie, et qu'en pareil cas il est imprudent, souvent impossible, de guérir cette maladie, tandis qu'elle cède aisément et d'elle-même quand l'affection interne est détruite.

Lorsque nous réfléchissons à la manière d'agir des médicaments sur l'homme en santé, nous trouvons qu'ils ont le pouvoir, non-seulement d'engendrer toujours des maladies internes, mais encore, lorsque leur influence s'exerce longtemps, de *provoquer des affections locales.*

Or, si les maladies chirurgicales sont pour la plupart dynamiques, *quoique locales,* et que les médicaments homœopathiques puissent faire *naître* aussi des *affections locales* analogues, il est clair que ces médicaments peuvent également *guérir* des maladies *chirurgicales dynamiques.* Il n'est pas jusqu'aux affections locales les plus opiniâtres, celles qui résistent à toutes les ressources allopathiques, contre lesquelles ils n'agissent avec une énergie et une promptitude surprenantes.

Loin donc de restreindre le champ de la médecine, l'homœopathie l'agrandit, au contraire.

Un mot encore avant de vous quitter.

En déclarant l'homœopathie absurde, vous créez un prodige inouï. Comprendra qui pourra les succès d'une doctrine qui n'a pour elle, ni les trompettes de l'École, ni les préjugés du savant, ni ceux de l'habitude, ni aucun de ces agents innombrables dont toutes les théories ont obtenu plus ou moins de succès, source d'un crédit plus ou moins durable; et cependant, cette absurdité prospère et marche à la domination dans les quatre parties du monde. Car, qu'on ne s'y trompe pas, l'homœopathie n'est pas une ennemie : elle rend justice à tous les mérites, à tous les efforts de la science; elle s'arme de toutes les *vraies* conquêtes de l'art qu'elle vient régénérer; elle apprécie tous les utiles travaux de l'anatomie, de la physiologie, de la pathologie et de l'hygiène; elle rejette seulement loin d'elle tout le fatras dont les a surchargés l'esprit d'hypothèse et d'arbitraire, et elle *remplace* une thérapeutique incertaine, fausse et trop souvent funeste, par des procédés *sûrs* et *puissants*. Elle a une prétention qu'elle ne déguisera pas : elle veut, avec les ruines des anciennes doctrines, construire l'édifice de la science nouvelle. La vieille École veut prévenir la ruine de ce qui est, pour le conserver tel quel; la nouvelle veut le rajeunir et le faire plus sûrement durer, en transformant ses matériaux, c'est-à-dire en lui transfusant une vie nouvelle par la puissance d'un principe nouveau.

En tout cela, fait-elle autre chose qu'user du droit le plus salutaire, le plus sacré, et suivre l'exemple de tous ceux à qui la science est redevable de quelques progrès? Jenner devait-il enfouir sa découverte pour ne pas rendre inutiles les honorables travaux de ses maîtres, sur la variole, sur l'inoculation? De combien d'élucubrations savantes, de théories révérées, n'ont pas fait justice les expériences de Haller, les observations de Morgagni? Quelle nosolgie a respecté Pinel, quelle classification Broussais n'a-t-il pas repoussée? Et quand l'homœopathie vient, à son tour, balayer le terrain, qui pourra regretter, de bonne foi, de voir tomber devant elle ces échafaudages temporaires de spéculations et de systèmes, que nous sommes tellement habitués à voir s'élever et disparaître?

Médecins, savants et expérimentateurs, sachez bien que, fille légitime de l'expérience et de la science, l'homœopathie ne rejette que ce qui est faux, et qu'elle le remplace avec avantage; qu'elle utilise tout ce qui a été fait de bien par ceux qui l'ont précédée; qu'elle appelle à son secours, à son développement, toutes les connaissances, toutes les lumières, tous les travaux : il n'y en aura jamais assez pour elle.

Vous avez jeté en fuyant un *imbelle telum* à des hommes qui ont bien mérité de la science, car leur dévouement a été jusqu'à expérimenter chaque jour les substances médicales, et à patiemment endurer les plus vives douleurs dans l'intérêt de l'humanité souffrante; c'est un triste courage que de jeter l'injure à de pareils hommes.

En finissant, ne nous serait-il pas permis d'en appeler aux chefs de l'École, de leur montrer l'arène ouverte, leurs doctrines vivement attaquées, et invoquant leur appui? Un grand intérêt s'agite, celui de l'humanité : n'y a-t-il pas devoir, devoir impérieux, de faire briller la vérité à tous les yeux, et d'*anéantir l'erreur?* Nous emprunterons à notre ami, M. Charles Des Moulins, ces paroles prononcées par lui en pleine Académie : « Il ne » faut pas s'envelopper dans la dignité de son grand âge. Ce n'é- » tait pas aux jours du combat qu'Agamemnon voilait sa tête, » mais sous les étreintes de la douleur, et en présence d'un ar- » rêt des dieux. »

Y a-t-il arrêt des dieux en faveur de l'homœopathie?

En serait-on réduit à subir les étreintes de la douleur et à se voiler la tête???......

www.ingramcontent.com/pod-product-compliance
Lightning Source LLC
Chambersburg PA
CBHW072243270326
41930CB00010B/2248

9782013730778